高次脳機能障害の
勃興と将来展望

中島八十一 著

株式会社 新興医学出版社

The Beginning of Support Services for Persons with Cognitive Disorders and Its Perspective in Japan

Yasoichi NAKAJIMA

SHINKOH IGAKU SHUPPAN CO. LTD., TOKYO.
Printed & bound in Japan

はじめに

2000年のことである。ある障害者職業センターに23歳の青年がやってきた。**図1**がその際に彼が作った作品である。ケガキと呼ばれる作業で左のお手本を見てプラスチックの板に針で同じように縦横の線を引き、コンパスで円を描くことを課題とした。

指摘されれば違いがあることはわかるのだが、自ら違いを確認するでもなく同じ作業の繰り返しで同じ結果となる。彼はその前年、大学4年生の折に酔った上で自転車もろとも深い側溝に落ち込み、意識不明でいるところをたまたま通りかかった通行人に見つけられ救急車で入院した。

3日間は昏睡状態で、やがて意識のない状態から脱し2ヵ月後には退院した。手足に目立った麻痺がなく、生活も自立できるということで自宅に帰ったわけだが常に落ち着かず目的のない日々を過ごしていた。高次脳機能障害が遺ったのである。結局決まっていた就職先を断り、当時始まったばかりの高次脳機能障害後遺症に向けた試行的な就労支援の対象者としてそこにやって来たのである。しかしながら当時にあってこの青年は障害者の資格を持たないためにどのような福祉サービスの利用もできなかった。

障害者の資格を持つということは障害者手帳を所持するか、それに準じる診断書の発行を受けることである。手帳を市町村の役所窓口に持参すれば相談に乗ってくれもするし、使えるサービスの案内もしてくれる。ところがこの青年のみならず高次脳機能障害で日常生活や社会生活が著しく棄損された人たちに、当時は障害者手帳が制度として発行されることはなかった。制度がなければ役所の側もどうすることもできないのは自明のことであり、これを何とかして欲しいという要望が国会議員に届いたのが１９９０年代末のことである。これを受けて厚生省（当時）は支援事業を開始する。

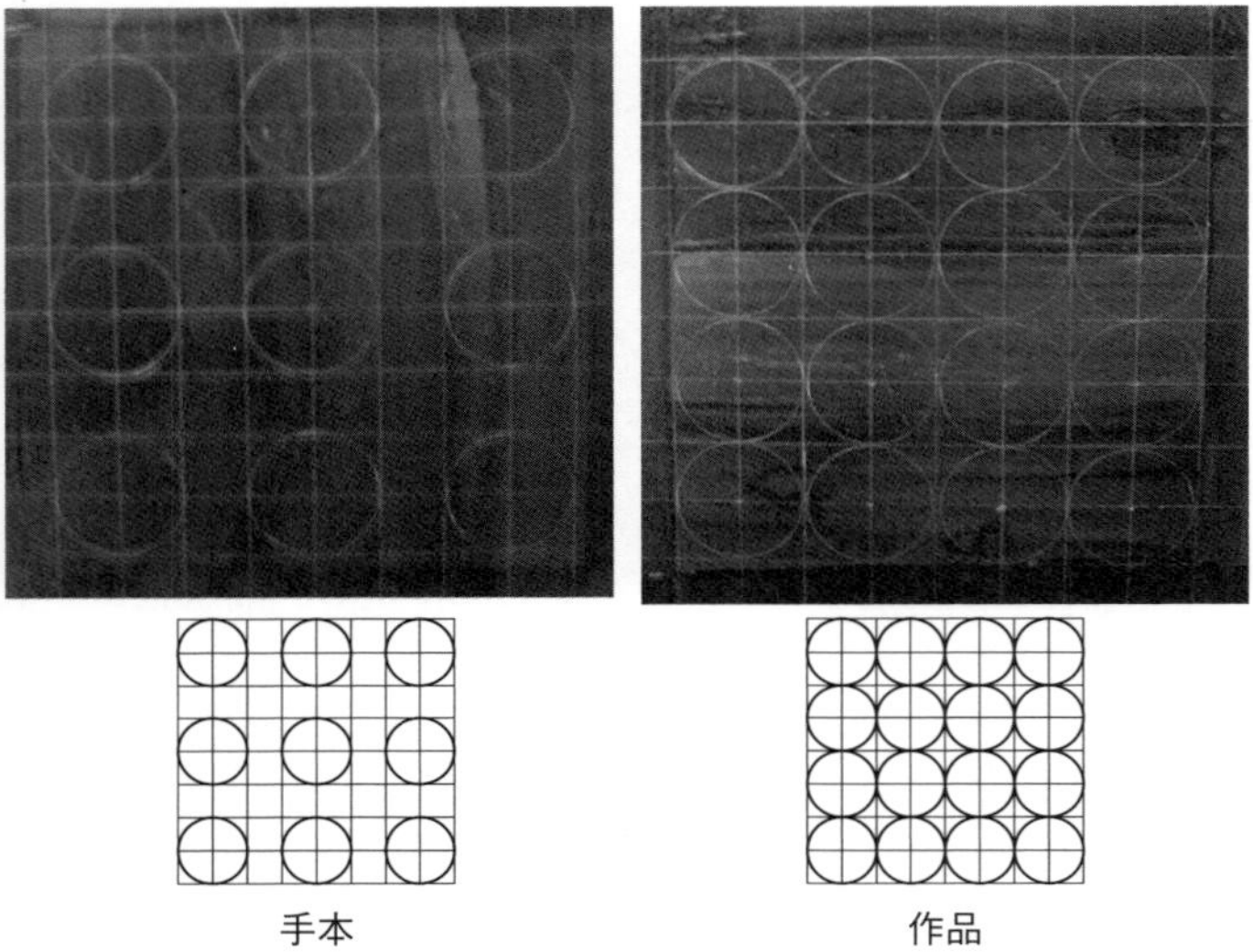

図1　ケガキ（2000年）：円の数・配置が異なる（中山剛）
手本通りに作成できず、しかも相違点を自発的に見つけられない。

　それ以来時間をかけて後天性脳損傷の後遺症である高次脳機能障害は障害者手帳の対象となり、相談する場所もでき、生活を自立させるために利用するサービスが整備されてきた。その実行は当事者からの切なる要望を政治家が汲み上げ、そこで示された目標に向けて実に多くの業務として関わった厚生労働省や地方自治体の行政担当者が力を出し、さらにそれを囲む多くの人たちが協力するという望ましい様式で進んだ。当事者は常に真剣なまなざしで事業の行方を見つめていたのは言うまでもない。その結果、高次脳機能障害という概念が本

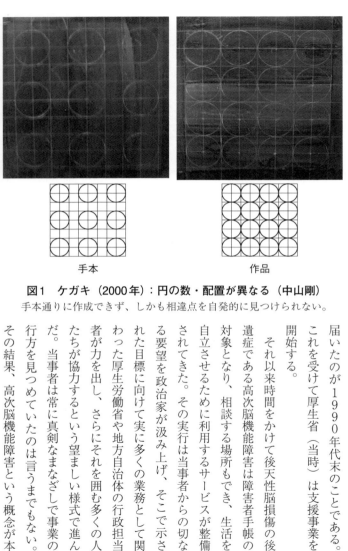

邦に興り施策を通じて着実に根を下ろしていった。もちろん障害当事者の感慨にもあるように不十分な点は山積し、障害になる以前に戻りたいという気持ちはどのようにしても慰められるものではない。

それを承知で高次脳機能障害が世に出てから20年余を経た今日において、その轍を今一度見直すことは、この国の障害者に向けた行政上の取り組みを考えるために決して無駄なことではあるまい。そんなわけで高次脳機能障害者支援が国会で取り上げられた時点を出発点として、人が何を言ったかではなく、何をしたかを自分自身を参加者として回顧してみたいと思う。もとより歴史書ではない。当時にあっては知らなかったことがいくつもあり、それはそのまま本書には記述されていない。それを今になって補充するのであれば、知っていたならなぜそうしたのかとなってしまいかねない。本書を回顧録に位置付けるゆえんである。

なお、本書に収録されている事例のうち高次脳機能障害支援モデル事業に関連するものは地方拠点病院等連絡協議会作業班班員（巻末資料４）によりインフォームドコンセントを得て収集され、事例集として公表された内容をさらに架空事例としたものである。また社会的行動障害が強い事例として紹介したものは厚生労働科学研究研究員によりインフォームドコンセントを得て収集され、まとめとして作成された「社会的行動障害への対応と支援」にて公表された内容をさらに架空事例としたものである。いずれも班員、研究員のみならず調査に熱心に協力いただいた地方自治体および関連する団体のスタッフによる成果が基盤となっていることで皆さんに衷心の感謝を捧げたい。

２０２３年２月

著者　中島八十一

#目　次

第1章　高次脳機能障害とは

1　高次脳機能障害とは

高次脳機能障害という用語について説明することから始めたい。

奇異なことに思われるかも知れないが、２０２２年時点では日本における精神医学、神経学、脳神経外科学という医師を主体とする学会の学術用語集にはこの用語はどこにも収載されていない。同様に同時期の6種の精神医学の教科書の中で高次脳機能障害という用語が掲載されているのは1冊のみであり、その1冊も行政的に使用されている用語として紹介されている。それでは高次脳機能障害が学問領域においてまったく使用されていない用語であったかと言えばそのようなことはなく、特にリハビリテーション医学領域では１９７０年代から高次脳機能の障害という意味では使用されている。

しかし問題は高次脳機能障害が日本の学術用語集にないだけでなく、この直訳であるhigher brain dysfunctionが英語として学術的に使用されはするものの、海外で一般的ではない。むしろ普通に使用されるのはcognitive dysfuntionまたはcognitive disorderである。これは認知障害と翻訳され、高次脳機能障害とは別の障害と勘違いすることにもつながっている。

では高次脳機能障害と認知症は同じものなのか、違うものなのか。これをきちんと理解する鍵はたったひとつ、認知機能とは何であるのか知ることに尽きる。認知機能は「認識する能力」のことだけではない。もっとも哲学者によれば認識という用語にはギリシャ時代以来の明確な定義があるので医学で安易に用いてはならないということではある。

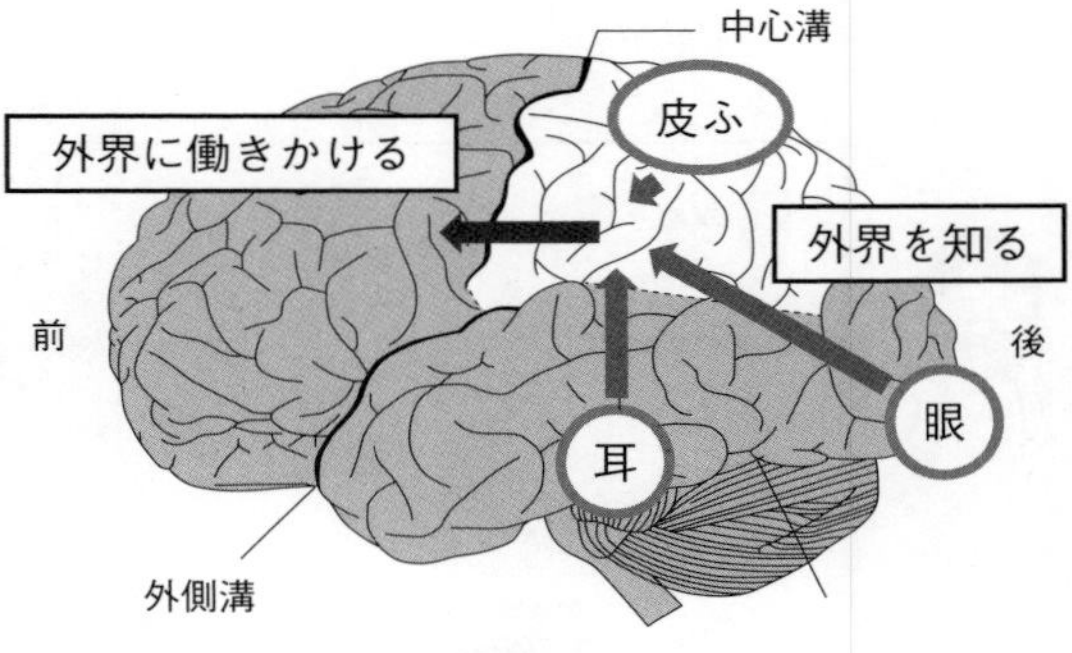

図2　脳のはたらき

2　ケーキを食べるための認知機能

大脳を真横から眺めてみよう（**図2**）。後ろ半分には視覚、聴覚、触覚といった体の外からの信号情報を集めて分析する能力がある。ここは「外界を知る」機能である。前半分はといえば、その情報に基づいて判断、意思決定をした後に運動を起こす能力がある。すなわち「外界に働きかける」機能である。

目の前のテーブルの上にケーキが載っている。おなかが空いているし、おいしそうである。そこで手を伸ばして食べた。この一連の行動を脳機能にからめて見てみよう（**図3**）。

まず眼の網膜に映ったケーキの像は大脳の一番後ろの部分（**図2**）に信号として運ばれる。ここでは何も分析が加えられずにただ映っているだけである（視覚）。この信号が前に向かって一歩ずつ移動するにつれて、どのような色か、どのような形か、動いているのか止まっているのか、視覚としてのケーキについて細かい分析がなされていく。映っているものの性質のおおよそのところが明らかになったところで、これが何という名前のものか知るために信号を書庫に向かって移動させたところ「ケーキ」という名前であることがわかった。別途、これがどこにあるか知るために信号を空間座標に移動させたところ、テーブルの上であることがわかった。

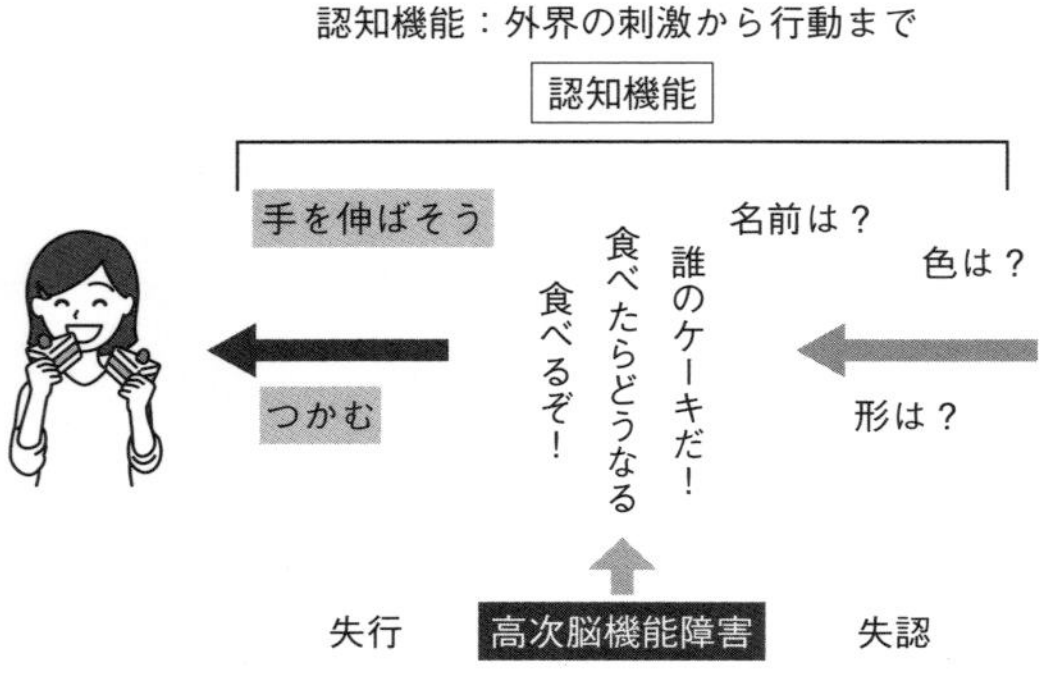

認知機能：外界の刺激から行動まで
認知機能
手を伸ばそう
つかむ
名前は？
色は？
形は？
誰のケーキだ！
食べたらどうなる
食べるぞ！
失行
高次脳機能障害
失認

図3　認知機能の流れ

テーブルの上にケーキがあることがわかったところでいい匂い（嗅覚）もするし、触れてみたら柔らかく（触覚）、ロウ細工ではない、本物だ！　途端におなかが空いてきて、どうしても食べたくなった。はっきりしているのは自分のものではないことだ（判断）。姉さんのものかもしれないし弟のものかもしれない。姉さんのものであれば食べてしまってから後で謝れば済むことだけど、弟のものだったら取っ組み合いの大ゲンカになることは目に見えている。食べようか、どうしようか。えいっ、食べてしまえ、だっておいしそうだもん（意思決定）。

ケーキを手づかみで食べることに決め（運動企図）、一連の動作を組み立てる（運動プログラムの構築）。テーブル上のケーキの位置を確かめ、そこまで手を正確に伸ばし、つぶさないように摘み上げ、落とさないように口に放り込む（運動の実行）。30本を超える筋肉すべてを調和して働くようにしながらの動作であり、円滑な軌跡を描くためには時々刻々の指令とセンサーの活動が必要となろう。この視覚（嗅覚も触覚も）の最初の部分と運動の最後の実行部分を除いたすべてが認知機能であり、方向性を持った一連の流れとしてある。そしてこの認知機能を高次脳機能と呼び、これは広く用語集に掲載されている。

脳機能というと真っ先に思い浮かぶのが、脳のこの部分は言葉を話すところ、ここは計算をするところというように異なる働きを持つ場所が島のように浮いて見える風景である。実際にはそれらはすべてが結び付けられているだけでなく、外界を知り、適切に判断した後に外界に働きかけるという目標のためにそこを明確な方向性を持って情報が流れているのである。また他人の心の中は、運動（言語、行動）を通じて知る以外に術はなく、言い換えれば認知機能の最終局面が心うちの現れである。これには涙、発汗、発赤といった自律神経系の活動も含まれる。芥川龍之介の『手巾《ハンケチ》』という小説には子供を喪った女性が顔には柔和な笑みをたたえながら手ではハンケチを引き裂かんばかりに震わせている場面があり、外に現れたものを理解できるようになるまでには年季が要る。

専門職の人には失認、失行という慣れ親しんだ用語があり、これらは感覚面、運動面での要素的な認知機能障害であり、これまでこれを高次脳機能障害とも呼んできた。一方、この20年間に何とかならないかと人々が訴えた困難は、この一連の知ることと働きかけることの中央に位置する判断や意思決定を含む最も高度で複雑な脳機能の障害に基づいていて、それゆえ高度の精神機能の障害といえる（**図3**）。ここで急に精神機能というと戸惑ってしまう人もいるかもしれないが、外傷でも脳卒中でも認知機能のこの中核部分の障害が出現すれば器質性精神障害という分類が古くからなされていて、その正当性は今も変わらない。器質性とは臓器としての脳に損傷が生じたことによるという意味である。認知機能とその障害とはおおまかに以上の説明のようなものであり、これ以降では認知機能障害を高次脳機能障害に統一する。

3　高次脳機能障害は見える

人口に膾炙するのは、高次脳機能障害は見えない障害であるということ。確かに機能の障害は目に見えないのである。心臓の不整脈であれば胸部エックス線撮影では見えない。脳のＭＲＩで睡眠中であるか、覚醒中であるのかはわからない。しかし心電図や脳波で視覚化はできる。高次脳機能障害にはそのような検査はできないものの、行動の問題として見ることができる。つまり、高次脳機能障害は行動の障害として現れ、それはちょっとした見慣れない行動といった程度の場合もあれば問題行動と呼べるほど強烈な場合もある。そればかりか問題のある行動とは行動量が多すぎる場合ばかりでなく、少なすぎても問題になる。まったく何もしようとしないのは確かに問題であり高次脳機能障害者にしばしば見られる。

要素的な障害として記憶障害は高次脳機能障害の代表的な症状であり、これは一般の人にとっても説明を必要としない。忘れてしまう、覚えられないのが症状であることは間違いない。しかし実際の日常生活にあって他人との関係で前面に出てくるのは何度も何度も同じことを繰り返して訊いているうちにうるさいと感じた相手が怒り出すといったというようなことである。また特有の症状として作話というのがある。過去の記憶のほころんだ部分をいくらかのでっち上げで埋め合わせ、物語として完成することである。本人は辻褄を合わせるために作り話をしただけで、作り話をしたという意識もない。それでも他人はそれを騙されたと受け止め、それを機会に深刻な人間関係の亀裂が生じる。この人には記憶障害があり、その結果同じことを繰り返し尋ねたり、またどうかすると無邪気な嘘で話を繕ったりすることがあると、専門職が検査結果を踏まえて丁寧に説明すれば周囲の人間は初めてそのようなものかと納得するのであるが、そうでなければケンカか不信のどちらかである。こじれてしまえば本人も黙ってはいないという事態にもなり得る。「忘れてしまう、覚えていられない」からは随分とかけ離れた話になってしまうのである。

すべて高次脳機能障害は行動の問題として観察できるのであり、注意障害があるとして注意障害が見えるのではない。この事実は家族を含む支援者にとって最も肝要な視点を提供するものであり、実は生活支援の大部分はこの行動上の問題に対応するためといっても過言ではない。

4　脳のキズと高次脳機能障害

翻って、なぜ人は頭を打ったり、クモ膜下出血を生じた後に問題のある行動を取るのか。根底にある脳の機能不全はなんだろうという問い掛けに学問は時間をかけて答えてきたが、そこから派生する諸問題は複雑である。ここでは行動量が多くて困ることを例にして話を進めよう。脱抑制といった文字どおり抑制が効かなくなったとしかいいようがない行動の問題は脳のキズができた場所と密接に関わっていて、脳の画像診断でそのキズを確認すれば診察する側は何となく納得できてしまう。しかし脱抑制に気付いたところで何がそれを増幅するのかは専ら詳細な記述に頼る他なく、当然人間関係といった画像には映らない要因も浮かび上がって来る。記憶の障害があり、注意機能の障害がありというように検査結果としてわかる要素的な脳機能の障害を持つ事例では、後述のようにその人の行動にその障害がどのように影響を及ぼしているのか示される必要がある。そればかりか、他人との関わりの中でそれぞれの行動がもたらす心理的軋轢が障害当事者に二次的に多くの心理的負荷をかけるだけでなく、それがより一層の問題行動に拍車をかけることも知る必要がある。そこまで踏み込んだ上での脳のキズと問題行動である。

何のことはない。キズがどこに付いたのかわからなくとも、個々の行動の問題に適切に対応することはできる。情報があれば対応の構築が容易になることは確かであるものの、この症状はこの場所のキズが元で出ましたという診断だけでは高次脳機能障害支援には結びつかない。キズの場所だけでなく、検査で確認された要素的障害が記憶障害であれ遂行機能障害であれ、これらを明らかにすることが行動の本質に迫ることになるのは当然として、実際には行動をとことん細かく記載して綿密に分析することなくして正しい支援の方策は立てられないのである。脳画像を見て、今の行動の問題はこのキズのせいかと納得することもあるだろう。しかし画像だけで何もかもが説明できるほど人間の脳は機械的ではなく、大きな傷にも拘らずほとんど平常に社会生活を送っている人さえいて、想定はしばしば裏切られる。ましてや画像を見ただけでそこから無理な理屈をひねり出すことに大きな意味はない。したがって行動観察に基づく詳細な記録をどのように支援に結びつけるのか考えることは途方もなくインテリジェントな業務である。一方で障害者手帳を申請するための診断書作成実務では、高次脳機能障害をできるだけ客観的に評価し、共通の言語で表現することが不可欠である。そこで後に出てくる診断基準のために選択したのが要素的障害名である記憶障害、注意障害、遂行機能障害という用語である。これについては行政的診断基準と言われもするが、固より学問のために言葉を選んだ訳ではない。しかし学問に基づいていることは間違いない。

日本人が大好きな脳のどこがどの機能を担っているかという話は19世紀フランスに始まる。当時のフランスではオーギュスト・コントの思想的影響を受けた観察を主体とする神経学の勃興が大脳の局在論を決定的なものにしていった。ポウル・ブローカが、言葉を話せなくなった患者が等しく左前頭葉に損傷を負っていたという観察から、そこに発話機能が局在するという事実を突き止めたことは今日まで燦然と輝く業績であり、その脳の標本はパリにひっそりと保存されている。いくらか遅れてドイツではウェルニッケが左側頭葉に損傷を負った患者は他人が話す内容を理解できないことから、音声言語理解の機能がそこに局在するとするゆるぎない学説を打ち立てた。

大脳に限らず脳、脊髄、末梢神経が損傷されると決まって現れる症状の集積が積極的になされ、言語に限らず感覚、運動の多くの機能について脳損傷時の症状を基にして脳のどこが関与するという局在が確かめられていった。この頃、パリのサルペトリエール病院で臨床神経学の泰斗としての名声を欲しいままにしていたジャン－マルタン・シャルコーの下で日本人の三浦謹之助が学んでいる。実は第二次世界大戦後になって日本人の俊英たちがこのサルペトリエール病院を目指し、帰国後我が国の臨床神経学（脳神経内科）の基礎を築いた。

脳機能の局在は知的好奇心の関心のみならず、1970年代に日本にCT（コンピュータ断層撮影法）が導入されて以降次々にハイテク機器の利用が可能になる一方で、なお機能局在に基づく臨床診断は有効である。行動の問題を「どのキズにより」とはある程度説明できる。しかしこのキズを見るだけで「どのような行動をどの程度に」と具体的に説明するのは困難である。そればかりか脳機能の局在がどこまで人間の活動を説明できるのか不明な点もある。

まだ発見されていないだけで、すべての脳機能はそれぞれ解剖学的に場所を決められる中枢をもちそれらの集合体として働いているはずだと考えることが好きな人にはひとつ課題を差し上げたい。「私」はどこにいるのかという素朴でありながら相当に本質的な質問である。「私」は誰にとっても間違いなく存在し、おそらくは脳の中にいるのだと思っている。これとても近年の脳に関する知識の普及のおかげであり、中世には「こころ」は心臓にあると考えられたこともあり、今でもハートが熱いぜと言うのはその名残りである。学説はいろいろあるとしても、「私」が脳のどこにいるのかは今のところ誰にもわからない。ピンポイントでここが傷ついたら「私」が消えてしまうという場所は聞いたことがない。

大脳の表面に中枢と呼べるようなある特定の活動をする部位があることは認めよう。キズがついたらその活動は停止し、症状が発現する。停止したのではなく、中途半端に活動するのであればどうだろう。また、脳はコンピュータに相当する部分（灰白質と呼ばれる細胞体の集まり）とそれらを結びつけるワイヤーに相当する部分（白質と呼ばれる神経線維の集まり）からできていて、中枢という用語は灰白質にのみ割り当てられる。すると中枢の周囲でワイヤーがざっくり切られてしまったらどのようになるのか。よく耳にするびまん性軸索損傷という用語はこのワイヤーが傷んでしまった状態を指す。ワイヤーがざっくり切られてしまったらやはり高次脳機能障害は出るのである。これは19世紀の昔から可能性が指摘されてきたことでもある。それではある中枢に重要な情報を送る別の中枢が多大なダメージを受けたら受け手の中枢のほうに機能の逸脱が生じるようなことはないのかといえば、これは当然ある。したがって、ある機能の中枢が損傷を受けた場合に出現するのと同じような症状は、脳の別の場所の損傷でも出現し得る。まことに複雑としか言いようがなく、研究者としては当分の間、課題設定に事欠かないのであるが、高次脳機能障害支援の実務者にとってはここまでわかれば大きな困難はないはずである。司法判断で必要とする知識は別途項を改めて説明したい。

5　高次脳機能障害のリハビリテーション

歴史的に脳機能の局在論が議論されている間に、脳が傷ついたことによる症状が回復していくのはなぜだろうかと、別の視点で疑問をもつ人が現れたのも必然である。そもそも脳が傷ついて現れた症状が回復するという観察は、動物実験としても臨床現場からも19世紀の早い段階から知られていて、19世紀末に至ると個人的な経験の披露ではなく、深い洞察を伴う学説を構成しつつあった。代表格は英国のヒューリング・ジャクソンによってまとめられた失語症の回復過程の観察である。一方このような回復が症状の軽減であって、まったく元通りになることを意味しないこともよく把握されていた。この歴史的な学者の考察は神経学の多くの面で今日なお中核をなしている。それから100年以上をかけて、回復するものであれば、それにさらなる拍車をかける方法はないだろうかと考える人が次々に現れ、今日のリハビリテーション医療の定着につながっている。そして第一次世界大戦を境に、基軸通貨がポンドからドルに変わったように医学研究は次第に欧州から米国に重きを移してゆく。

脳損傷の後遺症は、運動麻痺であったり、感覚麻痺であったり、失語症であったりと多様である。臨床観察に基づいて概ねどのような症状であっても回復することが早い時期に確認された。回復といっても完全に回復するかどうかは微妙なところであり、大部分は軽減といって良い。ただし、ここでは症状の軽減のことを回復と述べ、回復過程というように用いておく。

脳出血を例に取ると急性期に見られた症状は病変部位の血腫（血の塊）が吸収されるに従って、また周辺にあった浮腫（むくみ）が減少するに従って病変部位の周辺が機能不全に陥って発現した症状は劇的に改善していくであろう。それ以降に生じる中核病変による症状の機能回復についての仮説をおおまかに分類すると以下のようになる。A．代用として同じ働きをする近隣部位、あるいは反対側大脳半球の相当部位が働く。B．代償として未分化の、言ってみれば働きがはっきりしていない大脳部分が肩代わりするようになる。C．損傷を受けた神経細胞が再生する。D．神経細胞から伸びている神経線維が新たに枝を出す。E．神経細胞間の伝達物質受容の感受性を高めることで伝達効率を良くする。今日、ｆＭＲＩ（機能的ＭＲＩ）やＰＥＴ（陽電子放射断層撮影法）などのハイテク機器の利用により、人間の脳機能を直接観察できるようになり、これらの仮説のうちのいくつかが確認されるようになった。ＡやＢに相当する現象が症状の回復とともに確認されるばかりでなく、年齢依存性に起こり得ることもわかってきた。特にＢは年少期にあっては起こり得てもその後は観察されることが乏しくなり、一方Aはある程度年齢が高くなっていても起こり得ることである。

いみじくもジャクソンが失語症を例に取り脳の機能回復を指摘したように、運動や感覚以外の認知機能に関した症状もまた回復を示すのである。閉鎖性頭部外傷による高次脳機能障害では発症後最初の6ヵ月で目立った回復を示し、その後の6ヵ月では緩やかな回復を示すのが通例であり、1年を過ぎる頃に回復は緩やかなものになり、症状固定の方向に向かう。しかし頭部外傷の症例の中には4年、5年と回復を続けることがあるものの、回復の大部分が1年以内に生じることでは変わりがない。さらに例外的に、数年を経て知能指数や記憶の検査など要素的検査が不変であるにも拘らず、突然といっても良いぐらいに社会性を獲得して全体としての生活レベルの向上が見られることもある。脳血管障害を原因とする高次脳機能障害の回復では概ね外傷と変わるところはないが、長期にわたる回復という点では乏しいとする知見しか持ち得ない。いずれにせよ高次脳機能障害の回復が観察されるということではリハビリを実施する値打ちがあると思いつくのは当然である。

パリで学んだ経験のあるドイツのオトフリート・フェルスターは神経学上の数々の業績に加えて20世紀初頭にすでに神経組織の再生または再構築という考え方をまとめ、脳疾患による後遺症のリハビリという発想を生んだ。さらにドイツのクルト・ゴルトシュタインは第一次世界大戦時に多数の戦時脳損傷の兵士の観察と治療から神経心理学的リハビリの基礎を形成するとともに、自己実現という概念をリハビリの究極の目標とした。この観察の中で年金欲しさの仮病だと考えられていた症例の中にそれが脳の損傷に基づく例があることを知っていた。彼らは共に失語症で有名なウェルニッケに学んでいる。ゴルトシュタインは後に米国に亡命することで、その意思は米国で継承され、発展した。ニューヨーク大学医療センター・ラスク研究所やプリガターノらが在籍したバロー神経学研究所の高次脳機能障害リハビリテーションではその考え方が生かされている。ラスク研究所でのリハビリテーションの実際はそこを利用した立神粧子の著作に詳しい。一方、英国ではバーバラ・ウィルソンのような優れた臨床家群の研究成果の社会的適用のために、英国ヘッドウェイに代表される当事者団体がその一翼を担っているのは実に頼もしく映る。オーストラリアでもそうである。

このような歴史の下に高次脳機能障害に向けたリハビリは認知リハビリテーションとも神経心理学的リハビリテーションとも呼ばれ、確実にその地歩を固めていった。脳損傷由来の半身麻痺のような運動麻痺のリハビリと比べても何か特殊な原理があるわけではなく、脳というものがもつ本来の回復力に加えてリハビリの実施により一層効率よく、さらには自然経過で良くなるよりは高い到達点を求めての訓練である。歩けなかった患者が訓練により歩行可能になることと同じことが高次脳機能障害のリハビリでも求められ、記憶力を元に近づける訓練をすれば記憶がずっと良くなることが求められる。しかしながら記憶や注意の訓練については自然に良くなったのか、訓練したから良くなったのか、本当のところでまだ不確実な点を残している。

運動麻痺がリハビリをしても遺ってしまう人もいる訳で、回復するということは必ずしも元通りになることを意味しない。利き手である右手が使えなくなったら左手で食事をする訓練もあれば、杖があって初めて歩くことができる人もいる。認知リハビリでも同様に、すべてのことをメモして覚えられないことを代償するような訓練もあれば、スマホを通じて仕事の段取りをその都度入手するような工夫も可能である。現実に昨日のことをまったく思い出せない程度の記憶障害の人が医師をしている例がアメリカにあり、社長をしている人が日本にいる。さらには運動麻痺により歩行に不自由を感じている人に向けては電動車椅子の利用、エレベーターやエスカレーターの設置が通勤を可能にしたり、あるいはテレワークで仕事を失わずに済んだという人もいよう。同じように高次脳機能障害をもつ人にも日常生活や社会生活の環境側を工夫することにより就業が可能になった例は多くあり、これらもリハビリのうちである。

さて高次脳機能障害が生じると行動上のいろいろな問題が生じるらしいということと、それがどのように大変なのかは後述するとして、治療や訓練はどこで誰がするのか、費用は誰が支払ってくれるのかという切実な疑問が湧くのは当然である。まず治療は誰がするのかと言えば、2000年当時のわが国では作業療法士、言語聴覚士、精神保健福祉士などの国家資格を有する専門職がいたものの、どのような訓練プログラムがあったかといえば、先進的に取り組んでいた神奈川や名古屋の限られた機関で実施されていたものだけで、当然診療報酬の対象ではない。医療機関を離れた生活訓練や就労支援においても同様であり、人もプログラムも費用の問題もすべて手つかずであった。20世紀の終末近くになって本邦でやっとそのための議論が始まったとすれば上記の欧米の歴史からすれば随分時間が経っているように思われる。

世界保健機関（WHO）が2001年5月に国際生活機能分類（ICF）を総会で採択し、個々人がもつ障害の分類だけでなく、何ができるのかという可能性を追求することの重要性および環境にある阻害要因をなくすことでその可能性を向上させることが強調された。このICFの成立に向けた議論の過程で、精神症状をもつ人にどのように社会参加の機会を見出していくかという意識が強まったのは事実であり、器質性精神障害である高次脳機能障害を考える上でも追い風になった。

第2章　高次脳機能障害が国会へ

1　井上義久議員の主張

1988年に都立病院のMSW（医療ソーシャルワーカー）たちが、それまでに続けてきた脳損傷後遺症の勉強会を研究部会に格上げしてしっかりとした勉強を始めた。このような活動は程度の差こそあれ全国のあちこちにあったであろう。その活動がやがて家族会の結成にもつながり、東京では1998年に高次脳機能障害者と家族の会が発足した。この例ばかりでなく1990年代後半になると頭部外傷など脳にキズが付くことで問題のある行動を取る子供を抱え、已むに已まれぬ状態に追い込まれた母親たちが全国のあちこちで活動を始めた。子供とは幼児の意味ばかりではなく40歳の子供とその老母ということもある。むろん父親も活動を支えているのだが会の代表になる人は女性が多かった。父親は働きに出るからというだけではなく、母親のもつ我が子に向けた情といったものがとんでもないエネルギーを生み出すことに理由が求められようか。

各地の家族会の結成は、1995年に大阪に「若者と家族の会」ができ、関西ではよく知られた組織になった。1997年に脳外傷友の会が神奈川で「ナナ」という家族会を組織し、また名古屋で「みずほ」を結成した。それぞれは当時外傷性脳損傷後遺症に先進的に取り組んでいた神奈川県総合リハビリテーションセンターと名古屋市総合リハビリテーションセンターと密接な連携を取り、当事者に向けたサービスの提供とともに外に向けた情報発信をも強く意識していた。そこで１９９８年には神奈川、名古屋、大阪の家族会が中心になって横浜でシンポジウムが開催されるに至った。別途同じく１９９８年に札幌の「コロポックル」ができ作業所の運用を伴う家族会の第一歩となった。同じ年にできた豊橋の作業所「ヤモリクラブ」は、頭部外傷を負った子供を抱える親が居場所を求めて認可とは無縁の小規模作業所が発端となった団体であり、十分に把握されてはいないが全国に同じような無名の当事者グループが散在していたと考えられる。作業所「ヤモリクラブ」は後にコロポックルの指導を受けて発展し、現在はＮＰＯ法人「笑い太鼓」となっている。当初は頭部外傷、脳血管障害、低酸素脳症といった高次脳機能障害の原因疾病別に集まりができる傾向があり、団体の名称に高次脳機能障害が入っている事例は珍しかった。それがやがて高次脳機能障害という用語が用いられるようになることで原因を問わない大きな団体になり、やがては統合するような形で日本高次脳機能障害友の会(旧日本脳外傷友の会)や東京高次脳機能障害協議会のような大きな組織に発展していった。

そこで政治が動いたのは当然の帰結であり、当事者が運用する諸団体の訴えがあったればこそである。その嚆矢は第１４３回国会で１９９８年９月29日に衆議院に提出された井上義久氏による「脳外傷者の実態と公的支援に関する質問主意書」である。その質問の要点は1．脳外傷者の実態調査、2．社会復帰のためのリハビリテーションシステムの構築、3．障害認定の確立、4．介護サービス利用のための条件緩和であった。これに対する政府の回答はこれらのすべての点で前向きに対処するというものであった。
一般の人にとって国会答弁はかならずしも馴染みがないかもしれないが、読んでこのような質疑が行われているかと思えば国会がどのようなところか、問うほうもまた答えるほうもどれだけ真剣であるか、却って目から鱗であろうと思う。社会医学や福祉の研究者にとっても背筋が伸びるような討論内容である。

第１４３回国会　衆議院　質問主意書　第17号（１９９８・09・29提出、41期、会派情報無し）

脳外傷者の実態と公的支援に関する質問主意書

平成十年九月二十九日提出　質問第一七号

提出者　井上義久

■脳外傷者の実態と公的支援に関する質問主意書

不慮の事故等によって脳を損傷し、その後遺症に悩むいわゆる脳外傷者の多くは、既存の医療や福祉制度では適切な治療・支援が得られず制度の谷間におかれている。

脳外傷者は、高次脳機能障害と総称される空間認知障害、見当識障害、記銘力障害、意欲注意力障害等々の障害を併発する場合が多いが、これら高次脳機能障害は外見から障害が判別しにくいこともあり、障害に対する社会的認知度も低く、障害の判定基準も確立していない。医学的には、脳外傷者・高次脳機能障害者に対するリハビリテーション・システムの確立が喫緊の課題であるが、現行の診療報酬制度では医療機関が脳外傷者へのリハビリテーションに専門的に取り組めば取り組むほど病院財政を圧迫するシステムとなっており、リハビリテーションアプローチを試行している先駆的医療機関に対する財政的な行政支援も行われていない。一方福祉制度においても、脳外傷者・高次脳機能障害者は、身体障害者としても知的障害者としても救済されず施設入所やヘルパー活用等の福祉制度の対象にならないケースが多く、その負担は患者とその家族が担っているのが現状である。

脳外傷の主な受傷原因と考えられる交通事故については、救命救急医療の進歩等によって死者数は毎年一万人前後で抑えられているが、事故発生件数、負傷者数は昭和五二年以降増加し続けており、平成九年度の交通事故件数は七八〇、三九九件、負傷者は九五八、九二五人の多きに上っている。また同年の死傷者・損傷主部位別統計によると、脳外傷に直接的に関係すると考えられる頭部損傷だけでも、死者は五、〇一四人、重傷者（治療三〇日以上）は一一、六六二人、軽傷者（治療三〇日未満）は九二、四〇八人にも上る。受傷後の体系的な追跡調査が行われていないため脳外傷者の発症実態は不明だが、交通事故による脳外傷者だけでもかなりの多人数に上り、その数は増加の傾向にあると推定される。

これら救命救急医療の進歩や交通事故負傷者の増加等の現況を考えるとき、いわゆる脳外傷者の実態把握と医療及び福祉における公的支援制度の確立は緊急を要する課題だと考える。

従って、次の事項について質問する。

一　脳外傷者の実態調査を早期に実施すべきと考えるが、政府の見解を明らかにされたい。少なくとも交通事故を受傷原因とする脳外傷者については、交通統計など統計調査の基礎があることから、早急に実施すべきと考えるがどうか。

二　脳外傷者・高次脳機能障害者に対する医学的・職業的・社会的リハビリテーション・システムの構築

が強く要請されている。これらのシステムを構築するための研究に早急に着手するとともに、先駆的に脳外傷者に対するリハビリテーションを行っている医療機関に対して、適切な助成事業を行うべきであると考えるが、政府の見解を明らかにされたい。

三 脳外傷者の障害実態に沿った障害認定方法の確立と福祉制度の改善が望まれるが、当面、同患者及び家族の負担軽減を図るため、施設入所条件の緩和など現行制度の柔軟な施策運用を行うべきと考えるが政府の見解を伺いたい。

四 介護保険法では、介護サービスが受けられる条件として加齢疾病条項が定められているが、脳外傷者の場合、この条項により介護サービスの対象にならない。保険料を納めながら給付が受けられない不平等を是正するため、同条項を撤廃すべきだと考えるが政府の見解を伺いたい。

右質問する。

平成十年十月二十七日受領　答弁第一七号

内閣衆質一四三第一七号　平成十年十月二十七日

衆議院議員井上義久君提出脳外傷者の実態と公的支援に関する質問に対する答弁書

内閣総理大臣　小渕恵三

衆議院議長　伊藤宗一郎　殿

衆議院議員井上義久君提出脳外傷者の実態と公的支援に関する質問に対し、別紙答弁書を送付する。

■衆議院議員井上義久君提出脳外傷者の実態と公的支援に関する質問に対する答弁書

・一について

御指摘の警察庁が毎年作成している交通統計においては、交通事故による死者及び負傷者のうち主たる損傷部位が頭部であるものの数を把握しているが、脳外傷者については厚生省が三年ごとに実施している患者調査において、特定の調査日における全国の医療施設で受療した脳外傷（後遺症を含む。）の患者数を推計しているところである。厚生省においては、精神薄弱者対策及び老人対策の対象とならない若年痴呆者（十八歳から六十四歳までにおいて高次脳機能障害等の痴呆症状を生じた者をいう。以下同じ。）の実態について平成八年度の厚生科学研究費補助金による研究課題として「若年痴呆の実態に関する研究」を取り上げたところであり、当該研究において御指摘の脳外傷者の実態についても調査を実施したところである。

・二について

厚生省においては、平成十年度の厚生科学研究費補助金による研究課題として「若年痴呆の処遇のあり方に関する研究」を取り上げ、当該研究において御指摘の脳外傷者・高次脳機能障害者に対するリハビリテーションシステムを含めた具体的な支援策に関する研究を行っているところである。

また、労働省においては、職業リハビリテーションに関して、日本障害者雇用促進協会が平成八年度から行っている「頭部外傷者の障害特性と就労支援に関する研究」及び平成九年度から行っている「高次脳機能障害を有する障害者の職場復帰後の指導・援助に関する基礎的研究」に対し交付金の交付を行っているところである。

御指摘のリハビリテーションシステムの構築及び助成事業の実施の必要性については、これらの研究成果を踏まえて検討してまいりたい。

・三について

脳外傷者の施設入所の運用については、身体障害者福祉法（昭和二十四年法律第二百八十三号）又は精神薄弱者福祉法（昭和三十五年法律第三十七号）にいう身体障害者又は精神薄弱者に該当しない者は当該法律に基づく身体障害者更生援護施設又は精神薄弱者援護施設への入所措置の対象とはならないこととされているが、脳外傷者のうち高次脳機能障害者が該当する精神障害者（精神保健及び精神障害者福祉に関する法律（昭和二十五年法律第百二十三号。以下「精神保健福祉法」という。）にいう精神障害者をいう。）に関して平成九年十二月に身体障害者福祉審議会、中央児童福祉審議会障害福祉部会及び公衆衛生審議会精神保健福祉部会の合同企画分科会において取りまとめられた今後の障害保健福祉施策の在り方についての中間報告において、「身体障害を伴わない高次脳機能障害（若年性痴呆等）については、精神保健福祉法において必要な福祉サービスを充実すべきである。ただし、当面、精神薄弱者に類似した障害の状態にある者については、精神薄弱者施設等の利用を行えるようにする方途も検討すべきである。」との指摘があったことを踏まえ、引き続き検討してまいりたい。

・四について

介護保険制度は、介護保険法（平成九年法律第百二十三号）に基づき、介護が老後生活の最大の不安要因となっていることを踏まえ、加齢に伴って生ずる心身の変化に起因する疾病等により要介護状態となった場合に保険給付を行う制度であり、給付の対象は、同法第七条第三項において、要介護状態にある六十五歳以上の者のほか、要介護状態にある四十歳以上六十五歳未満の者であってその要介護状態の原因である身体上又は精神上の障害が加齢に伴って生ずる心身の変化に起因する疾病であって政令で定めるもの（以下「特定疾病」という。）によって生じたものとされている。これは、特定疾病によって生じた要介護状態については、加齢に伴って生ずる心身の変化に起因する疾病という共通の事由による保険事故と考えられること等から介護保険制度に基づく介護サービスにより対応することとし、特定疾病以外の疾病等によって介護を要する状態になった者については、障害者福祉施策等の枠組みの中で対応することとしたことによるものである。

そのため、御指摘の加齢疾病条項については、現在のところ撤廃することは考えていないが、介護保険法附則第二条に基づき、法施行後において、障害者の福祉に係る施策との整合性等に配意し、被保険者及び受給者の範囲を含め、制度全般について検討を加える際の課題の一つと認識しているところである。

今日の高次脳機能障害施策を考える上で十分な質問と回答であり、その質問および回答共に明確であり解説の必要はないが、注目すべきはここで高次脳機能障害という用語が用いられていることである。高次脳機能障害という用語は高次脳機能に障害が生じたという意味である。何をバカなというかもしれないが高次脳機能はいろいろな学会の学術用語集に採録されているが、高次脳機能障害となるとこれを見ることがない。同じ意味の英単語はCognitive Disorderであり、直訳すれば認知機能障害ということになる。痴呆に代わり認知症という用語が2004年12月24日に行政用語として登場してから認知は普通に使われるようになり、一般社会で認知といえば認知症のことを指すようにさえなっている。この何が何だかわからない状況は、第1章で「高次脳機能障害とは」という項目を設け学術的に解説したとおりである。

2 西川きよし議員の主張

井上議員に続いて1999年3月15日には参議院国民福祉委員会で西川きよし議員が議場に立ち高次脳機能障害施策について質疑した。高次脳機能障害としては初めての国会での質疑応答である。その議事録を全文引用してみるが、専門外の人にあっても必ず理解でき心を揺さぶられる内容である。

第145回国会参議院　国民福祉委員会第三号 平成十一年三月十五日

○西川きよし君　よろしくお願いいたします。

まず、本日、私の方からは、交通事故などで脳に障害を受けて記憶障害などが起こる高次脳機能障害についてお伺いをいたしたいと思います。

まず、この高次脳機能障害という障害の内容について御説明からお願いいたします。

○説明員（今田寛睦君）　まず、高次脳機能障害という言葉でございますが、これはいわゆる医学用語といたしましてはまだ定着をしておりませんで、必ずしも一義的に御説明することはできないわけでございますが、高次脳機能障害を定義するといたしますと、委員御指摘のように、頭部外傷でありますとか、あるいは脳血管障害などの器質障害によって生じるところの記憶だとか注意力、思考力などを含む認知機能、身体機能などの後天的な脳の種々の障害を総称して高次脳機能障害と、あえて定義すればこのようになろうかと思います。したがって、子供の発育期の脳機能障害、これによって伴う発達障害から、老年期の痴呆あるいは頭部外傷の後遺症など幅広い対象になろうかと思います。

厚生省におきましては、これらのうちで十八歳以上六十五歳未満のいわゆる老人福祉施策や知的障害者の福祉施策の対象から外れてしまっている方々、こういった方を指していわゆる高次脳機能障害者として使っておるところでございます。

○西川きよし君　そこで、本日はこの高次脳機能障害を持つ患者さんの御家族からお手紙をいただきました。三十九歳の主婦の方からいただきました。読ませていただいて、そしてお聞きいただいて、一つ一つ質問を進めたいと思います。よろしくお願い申し上げます。

私は大阪府に住む三十九歳の主婦です。

私の主人の弟のことなのですが、平成六年に交通事故をおこし脳に多大な損傷を負い、その後、高次脳機能障害と呼ばれる後遺症に本人はもちろん家族全員が悩まされております。

症状としては記憶力が全くなく弟の場合は知能の低下が著しく左半身に軽度の麻痺があり努力、やる気が起こらず社会復帰は一〇〇％望めません。私たちだけではなく全国に弟のような障害を持つ方は解っているだけで三万人ほどいらっしゃるようです。

一番、私たちがつらいのは社会復帰も全くできず子供のようになってしまった弟なのに障害者手帳をもらえないという福祉の現実なのです。母と二人で福祉事務所、保健所ありとあらゆる場所へ出かけましたが同情はして頂けるのですが現状の福祉では無理な話だそうです。

今、現在、弟はかわいそうですが精神病院に入院しております。弟は子供のようになったと申しましたがすることは大人でかくれて飲む酒の量が増え暴れ大声でわめいたり煙草は一日に何箱も吸い手がつけられないころもありました。

弟を母と同居する私たちが引き取ったのですが、地獄のような日々がはじまりました。そんな日々が続き家族も眠れない日々が続いたのでこのままだと家族が共倒れになると家族、親族で話し合い精神科への入院となったのです。しかし、弟の場合は精神科の患者さんとは症状が異なりもちろん投薬もなく只、寝起きさせて頂き食事付きの毎日です。

病院は本当に良くして下さってケースワーカーさんも看護婦さんも皆さん親身になって下さるのですが行政は何もしてくれません。手帳もなく障害者の作業所への入所も認めてもらえません。このことを是非知って頂きたく筆をとりました。

というお便りをいただきました。

このお手紙、読ませていただいて、ぜひ大臣から感想だけ一言いただけたらと思います。

○国務大臣（宮下創平君）　交通事故によります外傷性の高次脳機能障害の病態にある弟さんのお話でございます。お手紙を書かれました方々及びその御家族の方々の御労苦は大変なものだとお察し申し上げます。

高次脳機能障害というのは、はっきりした症状が出ないということでございますが、今のお手紙にもありますように、実態がよく把握されておらないし、またニーズに対応する福祉政策のあり方も明らかではないということでございます。十分な相談や援助を提供できない状況にありますので、保健福祉制度のいわば谷間になっておるというようにも感じます。

厚生科学研究におきましてその実態と必要なサービスに関する調査研究を行っておりますが、私としては、本日のお手紙からいわゆる高次脳機能障害者に対する対策の重要性というものを改めて認識させていただきましたので、今後さらにその検討を進めて対応に万全を期してまいりたいと思います。

○西川きよし君　ありがとうございます。

この方のように、頭部の外傷あるいはクモ膜下出血などによる脳の損傷が原因で、身体機能にはほとんど後遺症は残さず、見当識や記銘力障害など高次脳機能にのみ問題を来している、このような方々は現行の身体障害者福祉法の対象ではない場合が多いわけですけれども、利用のできる福祉サービスが、今、大臣もおっしゃったようにほとんどない、やむを得ず精神病院に入院する、お世話になったということです。あるいは家族だけにより支えられているケースが全国的にも多いということもお伺いしております。

こうした実情について、ただいまのところ厚生省ではどういうふうに把握をしておられるか、お伺いしたいと思います。

○説明員（今田寛睦君）　いわゆる高次脳機能障害者の中で、例えば痴呆症状があってなおかつ意欲低下があるとかあるいは徘回があるとかといった精神症状の激しいケースにつきましては、精神病院等で入院の治療をする場合が当然あろうかと思います。

一方で、必ずしもそのような症状ではなくて、比較的目立ちにくくて、例えば今御指摘のございました場所がわからないとか家族がわからないといった失見当識、あるいはさっき言ったことをもう忘れてしまっているというような記銘力障害、こういった障害につきましては、それを取り巻く方々から必ずしも必要なニーズが把握できにくいということが言われているとも聞いております。その結果として、必ずしも適切な施設の選択が行われないとか、あるいはニーズに対して的確な相談、指導、援助が受けられないといった場合がある、このように聞いております。

こういった現場の声を聞きながら、先ほど大臣の申し上げました考え方に沿いまして、その充実に今後努めていくべきであろうというふうに考えております。

○西川きよし君　このように病院に入院されている方もいつまでも入院ができるということではもちろんございませんし、その後、家族だけで介護、そうすると肉体的にも精神的にも負担が重いということは言うまでもないわけです。

せんだってもこういう問題を質問させていただきましたが、例えば親にとってみれば、親亡き後、その後の生活、例えば生活の施設も見出し得ない状況が多々あると思うわけです。そうした中で、お手紙にもありましたように、福祉事務所や保健所、ありとあらゆるところに相談に出かけたものの、相談、援助が全く得られないということでございます。それが現状なんですけれども、人によっては外見的やその場面ごとの会話では障害が本当にわかりにくいということもございます。

こういう相談、情報提供が受けられる窓口を早々につくっていただく、こういうことが急務であると思いますけれども、再度厚生省にお伺いします。

○説明員（今田寛睦君）　失見当識でありますとか記銘力障害のように外見的にその障害がわからないようなケースの場合に、結果としてニーズの把握ができない、そのことが必ずしも適切な相談や援助を行うには必ずしも十分な体制ができているとは言えないという御指摘かと思います。

現在、厚生科学研究におきまして、いわゆる高次脳機能障害の実態、それからそのニーズに基づく保健福祉施策のあり方について研究を行っております。この成果を踏まえまして、まず関係機関の相談、援助のためのノウハウ、これをしっかりとして提供する必要がありますし、それを踏まえて相談体制等の充実を図るべきではないか、このように考えております。

○西川きよし君　よろしくお願いします。

この高次脳機能障害については、精神障害者保健福祉手帳の中の器質精神病に該当するとされております。いろいろ難しい名前がいっぱい出てくるわけですけれども、しかし仮にこの手帳を取得したとしても、現状では日常生活面での援助につながる具体的なサービスをなかなか受けることができないのが実情でございます。

この点について、平成九年十二月に身体障害者福祉審議会などの合同企画分科会において取りまとめられた中間報告の中で「身体障害を伴わない高次脳機能障害については、精神保健福祉法において必要な福祉サービスを充実すべきである。ただし、当面、精神薄弱者に類似した障害の状態にある者については、精神薄弱者施設等の利用を行えるようにする」、こういうことも検討すべきであるという指摘が行われております。

この前段の「精神保健福祉法において必要な福祉サービスを充実すべきである。」というこの指摘に対して、今国会に提出されている精神保健福祉法の改正ではどのように対応されていかれるのか、もう一度厚生省の方からお伺いしたいと思います。

○説明員（今田寛睦君）　身体障害を伴わない高次脳機能障害者に対しします福祉サービスは、御指摘のように基本的には精神保健福祉対策の中で対応することといたしております。

精神障害者の福祉施策につきましては、他の知的障害あるいは身体障害に係ります福祉施策に比べてその取り組みが非常に浅いということ、あるいは老人や他の障害者のための福祉施策と比較して、特に在宅の精神障害者に対する福祉施策が不十分である、このような指摘をいただいております。

このため、今国会に提出をさせていただいております精神保健福祉法の改正案におきましては、まず在宅の精神障害者の相談などを行います精神障害者地域生活支援センター、これを設置すること、それから在宅の精神障害者の食事等の介助を行うためのホームヘルプ事業を行う。これもこれまで精神障害者にはなかった事業であります。さらに、精神障害者の介護を行っている家族が病気などになったときに、短期間その方を精神障害者社会福祉施設などに入所させるいわゆるショートステイ事業、これらを法定化することといたしております。

身体障害を伴わない高次脳機能障害者を含めて、地域で生活する精神障害者及びその家族を支援する方策を講ずるという観点から法案を提出させていただいている次第でございます。

○西川きよし君　どうぞよろしくお願い申し上げます。

次に、当面の対策ですが、後段にあります知的障害者施設等の利用を行えるようにする、この指摘に対しては厚生省内で検討が行われているということでございますけれども、具体的にどのような検討が行われているのか、そして結論はいつごろ示されるのか、その部分もお伺いしたいと思います。

○説明員（今田寛睦君）　平成九年十二月に出されました三合同企画分科会の中間報告におきまして、身体障害を伴わない高次脳機能障害について、当面、知的障害者に類似した障害の状態にある者、これについては知的障害者の施設等の利用を行えるようにする方途も検討すべきである、それから授産施設などにおいて精神障害者施設と他の障害者施設の相互利用を進めるべきだ、このような提言が示されたところでございます。

精神障害者の施設とそれから知的障害者の施設について相互利用を行うことについては、まず平成十一年度、来年度になりますが、通所授産施設とグループホームにおいてこれを実施したいと考えております。今後もその他の施設について相互利用が推進できるか、一層の検討を進めてまいる所存でございます。

○西川きよし君　次に、労働省にお伺いしたいと思います。

このケースについてもまさにそうなんですけれども、職業生活において、そしてまた家庭生活においても責任のある年代でこの病気が出てくる、発症することが多いわけですけれども、この場合に職場復帰できるかどうかということは大変切実な問題になっているわけです。

この問題につきまして、労働省の方で研究と支援のあり方について検討をただいまされているということをお伺いいたしておりますが、研究報告の概要、現状をぜひお伺いしたいと思います。

○説明員（村木厚子君）　労働省としても、高次脳機能障害の方々の円滑な職場復帰というのは大変大事な課題だというふうに受けとめております。労働省の方で発症後長期間にわたって高次脳機能障害を伴うことの多い中途脳血管障害者の方々を例にとりまして、その方々の職場復帰について平成六年から平成八年にかけて専門の方々にお集まりいただきまして研究を行ったところでございます。

その結果によりますと、脳血管障害は、上下肢の運動麻痺のほか失語症や記憶障害等の高次脳機能障害を伴うことが非常に多く、職業の継続に大きな影響が生じているものでございます。こういう方々の円滑な職場復帰を可能とするためには、企業が関係機関とも連携をして職業リハビリテーションの実施を行うとともに、職場での援助者の配置でございますとか職務の再設計、それから配置転換などさまざまな形の職場の条件整備を早い時期から計画的に行うことが非常に大事だというふうに指摘をされているところでございます。

この研究の成果を踏まえまして、労働省で来年度から新たに高次脳機能障害を有する方々のための職場復帰支援プログラムというものを実施する予定でございます。

これは、高次脳機能障害を有するに至った方々とその方がお勤めの事業主、双方に対して支援をするものでございまして、御本人に対してはきめ細かな能力評価ですとか職業指導を行う、それから事業所の方に対しては、事業所と協力をしてその方の職務の再設計をしたり、あるいは実際にその事業所を活用して職場復帰のためのリハビリテーションを行っていくというような形で、もとの企業で雇用をそのまま継続していただけるような方向に持っていこうというプログラムでございます。

こうしたプログラムを来年度から実施しながら、さらに医療や福祉の機関とも連携をして、こういった方々の職場復帰を円滑に進めるための施策の充実に努めたいと思っております。

○西川きよし君　御丁寧に御答弁いただいて本当にありがとうございます。

全国的には差もあれば人数が少ないのじゃないかと思われがちな部分があるかもわかりませんけれども、決してそうではなしに、本当になかなか届かない声というんでしょうか、小さな声をしっかりと僕たちは受けとめて、お願いすることばかりですが、半歩でも一歩でも前進するようによろしくお願い申し上げます。

先日、厚生大臣にも予算委員会で知的障害と身体障害との重複障害者施設について質問をさせていただきました。あるお父さんのお便りでございました。「娘より三日間長生きしたい」という本を送っていただいて、それについて大臣に質問をさせていただきました。

重複障害に垣根のない施策をという親御さんの気持ちを僕は質問させていただいたのですけれども、法律と法律の谷間、そしてまた福祉と福祉の谷間に置かれて大変な苦労をされている方々が全国にはたくさんいらっしゃいます。そういう話がなかなか届かない、いい答えがもらえない、難しいことがいっぱいあるわけですけれども、できる限りきめ細かな施策の推進に取り組んでいただきたいと思います。

きょうもいろいろとお願いをし、また質問をさせていただきましたが、最後に厚生大臣に御見解をお伺いして質問を終わりたいと思います。

○国務大臣（宮下創平君）　障害の種類にかかわらず障害者の立場に立った施策を推進して、今お話しのように制度の谷間に置かれることのないようなきめ細かな施策を推進することは、今後の福祉政策で重要な課題であると認識いたしております。

現在、いわゆる高次脳機能障害に苦しむ患者さん方については、精神保健福祉法に基づきまして社会福祉施設やグループホームが利用できるようになっておりますし、また身体障害をあわせ持つ場合には、身体障害者福祉法に基づきまして身体障害者手帳の交付とか介護サービスが提供されることになっておりま す。さらに、きめ細かな施策を推進するために、平成十一年度予算におきましては、今御指摘のように精神障害者と知的障害者が相互に施設を利用できるような事業を行うことなどを実施しようとしております。

今後は、先ほど御説明申しました研究の成果も踏まえながら、いわゆる高次脳機能障害の症状、介護の方法等についてガイドライン等を作成いたしまして、医療及び福祉関係者、都道府県の関係機関等に周知するなど、引き続きいわゆる高次脳機能障害に苦しむ患者さんやその家族が法律や制度の谷間に置かれることのないよう、きめ細かな施策の推進に努めてまいらなければならないと思います。

委員のように福祉、介護、いろいろな問題について非常に温かい関心を示しておられますことに改めて敬意を表しつつ、こうした谷間の解消は本当に私どもは気をつけなければならない課題でございますから、十分その意を体して今後対応してまいりたいと思っております。

○西川きよし君　ありがとうございました。

○委員長（尾辻秀久君）　以上をもちまして、平成十一年度一般会計予算、同特別会計予算、同政府関係機関予算中、厚生省所管及び環境衛生金融公庫についての委嘱審査は終了いたしました。
なお、委嘱審査報告書の作成につきましては、これを委員長に御一任願いたいと存じますが、御異議ございませんか。

〔「異議なし」と呼ぶ者あり〕

○委員長（尾辻秀久君）　御異議ないと認め、さよう決定いたします。
本日はこれにて散会いたします。

午後五時十分散会

前段の井上義久議員の主意書と比較すれば委員会での質疑応答であるためさらに多くの点に触れられていて、今日の高次脳機能障害支援施策の礎となる内容である。新たに加わったことは、高次脳機能障害の原因を頭部外傷に限定せずクモ膜下出血に代表される脳血管障害にも言及している点である。頭部外傷という原因疾病でくるのではなく高次脳機能障害という障害を持つ人すべてを対象にするという考え方である。また高次脳機能障害を器質精神病（現・器質性精神障害）として精神障害に位置付けながらの質疑であり、精神障害者保健福祉手帳への言及がなされた。すなわち障害者手帳がないために福祉サービスの利用ができないという指摘である。さらには福祉の内容として就労にまで言及したことで、高次脳機能障害を持つ者が職場に出るために必要なことは何かという指摘であった。

ここで障害者手帳と言われてもピンと来ない方のために解説を試みる。例えば両脚を失ったら障害者となるかといえば、身体障害者福祉法第４条には「障害者とは都道府県知事から障害者手帳を発行された者をいう」とあり、その人が障害者手帳を持っていなかったら法令上は障害者ではないことになってしまうのである。常識的に障害者であろうということと役所に行って障害者としての取扱いを受けることとは別物である。したがって福祉サービスの利用にあたっては障害者手帳を持つことがパスポートとなるのだが、そもそも高次脳機能障害に対してはそれまで原則として障害者手帳が発行されて来なかったという経緯がある。ＭＳＷが疑問に思い、家族会が不満に思うのもそこにあった。

西川議員の質疑は実によく練られた内容であり行き届いた調査の結果である。このような詳細な事例を含めて精緻な質疑がなされただけでなく感動的ですらあるのは西川きよし議員の地盤である関西の家族会から多くの生の声が届いたからに違いない。また応答に立った宮下創平厚生大臣の総括に加えて、厚生省の今田寛睦説明員の高次脳機能障害に関する説明は医系技官らしい医学的正確さを保持した内容であり、労働省の村木厚子説明員から職場復帰支援プログラムの実施が回答として得られたことなどは当事者から見て歓迎すべき内容であったろう。2007年12月の身体障害者福祉審議会、中央児童福祉審議会障害福祉部会および公衆衛生審議会精神保健福祉部会の合同企画分科会において取りまとめられた中間報告についてはインターネットで検索可能である。

ここに来てあらためて井上義久議員から今一度質疑がなされたので全文を紹介することで、国は何をなすべきか方向性が定まったことを確認しておきたい。

2000年2月25日

衆議院予算委員会第4分科会　井上義久　障害保健福祉部　今田寛睦

第147回国会衆議院　予算委員会第四分科会第一号 平成十二年二月二十五日

○井上（義）分科員　丹羽厚生大臣、大野総括政務次官には、日々の激闘、大変御苦労さまでございます。私から二点、お尋ねしたいと思います。

一つは、厚生大臣は高次脳機能障害をよく御認識されていると思いますけれども、交通事故等で頭部外傷を受けた結果、脳の機能に損傷を来すとか、あるいは脳梗塞等の病気によって脳の機能に障害を来す、そういうことを高次脳機能障害、こういうふうに総称されているわけでございます。私も、こういう患者の皆さんあるいは家族の皆さんと接するようになりまして、いわゆる今の医療とか福祉のサービスのはざまに置かれているという悲惨な状況をずっと見てまいりまして、これは何とかしなければいけないなと。

例えば、見かけは普通の人なんですけれども、五分後には、会った人の名前も顔も忘れてしまう、あるいはどこかに出かけると、五分後には、どこを通ったか、どこへ行ったかも忘れてしまうということで、ほとんど日常生活ができない。二十四時間、家族の介護が必要であるとか、あるいは感情のコントロールができないとか、それから新しいことは覚えられないものですから仕事になかなかつけないとか、こういう人たちが、交通事故とか脳梗塞なんかでも、いわゆる医学の進歩によって生き長らえることができるようになってきた反面、こういった問題が非常にクローズアップされてきているわけでございます。

これらの問題というのは、医療福祉の問題にとどまらず、患者の社会復帰を目指す就労問題でありますとか、あるいは発症原因が交通事故の場合の賠償問題とか、非常に多岐にわたるわけですけれども、きょうは、医療福祉の関係に限定して、幾つかの問題点をお尋ねしたいと思います。

まず、大臣に、こういう脳外傷者とか高次脳機能障害者が現行の身体障害とか知的障害とか精神障害の枠組みになかなか当てはまらないというようなことで福祉や医療サービスの谷間に置かれている、こういう現状を大臣としてどのように御認識されているかをお伺いしたいと思います。

○丹羽国務大臣　交通事故などによりまして脳を損傷いたし、その結果、記憶力がなくなったり、あるいは判断力が低下したり、さらに感情のコントロールができなくなる、こういう方々は、今委員が御指摘のように、見た目にはちょっとわかりにくいのだ、こういうことでございますけれども、このような方々は、その障害が社会生活に与える影響が大きいにもかかわらず、診断が非常に困難であるために、保健であるとか医療であるとかいうサービスがなかなか利用しにくかったり、必ずしも十分ではない、まさに医療と福祉の谷間に置かれている、こういう御指摘でございます。

私も、委員のその御指摘において、ほぼ同じような考え方に立つわけでございますけれども、平成八年度からその実態の把握と必要なサービスにつきましての調査研究を行っているところでございます。

いずれにいたしましても、医療や福祉の現場におきまして、実際の患者の方々あるいは大変御苦労をなさっていらっしゃる家族の方々のニーズを現状において果たして十分に果たしているかどうか、こういったような問題もございます。

いずれにいたしましても、大変大きな問題でございます。最近、ここに来て急にこの問題がクローズアップされてきていることも十分承知をいたしておりますので、この問題につきましては、どのような有効的な対策が立てられて、そして現にこういう方々に対しまして、御本人であるとか、あるいは御家族の方々に私どもが果たすべき役割というものはどういうものかということにつきまして十分に検討をしたい、このように考えているような次第でございます。

〔山口（俊）主査代理退席、主査着席〕

○井上（義）分科員　大臣も同じ認識に立っていただいているということですが、ただ、患者の置かれている状況、家族の置かれている状況は待ったなしでございますし、日々の生活があるわけでございますので、幾つか具体的な点につきまして、実は私は平成十年の九月に質問主意書を出させていただきまして、そのときにも幾つか御回答をいただいたのですけれども、その後の状況を踏まえて、何点か具体的なことを質問したいと思いますので、よろしくお願いいたします。

一つは、高次脳機能障害の周知とか認知とかということがやはり非常に大事だと思うのですね。やはり社会的認知度を上げていくということが一番の喫緊の課題ではないか。

特に、医療関係者とか福祉行政担当者に障害の内容や基本的な対処方法等を十分に周知徹底することが必要であるということでガイドライン等の策定をしていく、こういうふうに伺っているのですけれども、具体的にどのように進めていくのか、この辺についてまずお伺いしたいと思います。

○今田政府参考人　今御指摘のいわゆる高次脳機能障害につきましては、脳の皮質の機能障害ということでございまして、医学用語として高次脳機能障害が必ずしも定着をしていないという点もございますが、それよりも、障害を受けている脳の部位、その部位によっていろいろな症状が出てくる。例えば、運動野のところであれば運動障害が出るし、記憶のところであれば今おっしゃったような記憶の障害が出る。そういうことで、症状が非常に多様であるということ。それから、その症状の発現が時期によってずれてきたりすることがある。こういったこともございまして、保健福祉行政に携わっている者に御指摘のように必ずしも十分に理解されていない、こういうことであろうかと思います。このことがまた翻って十分なサービスを受けにくい、そういうことを御家族なり患者さんがお思いになるということにつながっているのではないかと思います。

これに関しましては、行政相談窓口におきまして、これらの症状を示される疾患の種類でありますとかあるいは診断方法、利用できる福祉制度、それからその手続方法、さらには処遇方法というものを整理いたしまして、ガイドラインとして取りまとめられたところであります。

この三月六日に都道府県の障害保健福祉担当課長会議がございますので、このガイドラインをお示しし、説明し、周知徹底を図るように御指導申し上げたい、このように考えております。

○井上（義）分科員　それで、抜本的には、現行の身体障害、知的障害、精神障害という枠組み自体もそうですし、それから手帳制度とか認定基準とかを見直していかなければいけないというふうに思うのですけれども、これは大変時間もかかることだと思いますので、当面は、現実に困っている患者、家族の方がたくさんいらっしゃるわけで、現行制度の弾力的な運用を図っていくのが一番現実的な方法だろうと思うわけでございまして、ともかく早急に支援の手を差し伸べてもらいたいということで、現行制度の弾力的運用ということについて、当局のお考えをお伺いしたいと思います。

○今田政府参考人　今御指摘いただきましたように、高次脳機能障害というのがある面精神障害者的な部分としてあらわれる場合もあれば、身体障害者的にあらわれる部分、あるいは知的障害者的にあらわれる部分がございます。

それぞれの障害の内容によりまして、現在進められております身体障害者に係る福祉施策、知的障害者に係る福祉施策、精神障害者に係る福祉施策、それぞれの制度を活用いただけるという仕組みにはなっているわけでございます。

ところが、先ほど御指摘もありましたように、高次脳機能障害がなかなか認知されにくい、把握しにくい、こういった特徴があることから、施設のサービスの利用が必要にもかかわらず実態として利用されにくい、こういった場合がある、このように承知をいたしている次第であります。

これらの問題につきましては、もちろん関係者が家族あるいは患者に対しまして適切な生活支援をしていく必要があるわけでありますが、そのためにはこの障害の実態というものを十分に把握し、あるいは地域にある通所授産施設あるいはグループホームなどの運用に工夫をする必要があるだろう。

現に、知的障害の施設には知的障害しか入れないとか、あるいは精神障害の施設には精神障害者しか入れないんだということではなくて、その状況に応じて受け入れをいただける、そういうことを進める必要がある。さらには、その障害の種別を超えてそれぞれの既存の施設が相互に利用できるといった、いわば弾力的な運用によって、もちろん限られたサービスの量の現状かもしれませんが、それでも、なおかつ地域にある施設をできるだけ使っていただいて、当面のいろいろな御苦労の軽減に少しでもつながればということで、そういった形での施策を進めていく必要がある、このように考えております。

○井上（義）分科員　それで、平成十年九月の質問主意書でも、やはり効果的な支援体制をつくるためには、脳外傷、高次脳機能障害の実態と患者、家族のニーズを的確に把握することが不可欠ではないか、実態調査をやるべきではないか、こういう御指摘をしたのですけれども、その後どうなっていますでしょうか。

○今田政府参考人　実態の把握につきましては、平成八年に厚生科学研究の補助金によりまして、若年痴呆に関する研究ということで、例えば脳外傷によるいわゆる高次脳機能障害者がおよそ二千七百名程度いるのではないかといった点でありますとか、あるいはその方々の精神症状、問題行動、それからＡＤＬ、日常生活動作能力、こういった点について調査をいたしましたとともに、必要な支援でありますとかシステムなどについて調査をさせていただきました。

さらに、記憶障害とか集中力の低下など生活支援ニーズ、その生活支援ニーズについての適切な評価指標といったものについてまだ研究の必要性があるということから、平成十一年から若年期痴呆の処遇と評価法の開発に関する研究ということで実施しておりまして、より正確な実態把握に今後とも努めていきたいと考えております。

○井上（義）分科員　今のようなお話があったのですけれども、いわゆる若年痴呆に関する調査ということで、これはいわゆる老人性痴呆が大きな社会問題になった際の副次的な研究として行われているわけでございまして、それはそれで一定の研究成果があったと思いますし、前進があったと思いますけれども、やはりもう一段新たなステージとして、いわゆる高次脳機能障害そのものに着目した研究に着手する必要があるのではないかというふうに思います。

それから、若年者が特に脳外傷者なんかの場合多いわけで、そうすると回復の可能性が極めて高いということもあって、リハビリテーションなんかのアプローチも、これも従来のやり方の延長線上で研究が行われておるわけで、この高次脳機能障害そのものに着目してリハビリテーションということについても研究を進める必要があるのじゃないか。それをもう一つ踏み込んで考えてもらいたいと思うのですけれども。

○今田政府参考人　先ほど厚生科学研究費での研究内容を若干御紹介申し上げましたけれども、外傷に伴います高次脳機能障害に焦点を当てた研究といたしまして、平成十年度から、いわゆる脳科学研究の一環、脳科学研究という一つのカテゴリーがございますが、その研究の一環といたしまして、その病態の解明でありますとか治療法の開発を目的といたします慢性期の中枢神経系外傷に関する研究というものに取り組んでいるさなかでございます。

御指摘のそういったリハビリテーションの必要性等も含めて、この研究結果に基づき、あるいは、先ほどちょっと触れましたけれども、若年期痴呆の処遇と評価方法の開発に関する研究、これらの研究成果に基づきまして、生活支援の方法、それから専門施設のあり方、こういった点について研究を進めてまいりたいと考えております。

○井上（義）分科員　それから、現在各地で患者、家族の会が結成されて、皆さんいろいろ交流をしながら、またこの苦しみを分かち合いながら前向きに取り組んでいらっしゃる方、たくさんいらっしゃるわけでございますけれども、そういう患者、家族の会のほとんどが医療機関とかリハビリテーションの施設を核にしているわけです。

そうすると、こういう高次脳機能障害に理解のある医療機関とかリハビリテーション施設のないところの皆さんが非常に苦労されているのですね。患者の皆さんから、脳外傷とか高次脳機能障害に対応する医療機関、リハビリテーション体制が自分の地域にないんですということで、そういう家族の会もなかなかできない。私は、高次脳機能障害に対応する医療機関、リハビリテーション施設の潜在的なニーズは非常に大きいんじゃないかということで、医療、リハビリの体制の拡充を図っていくべきではないかというふうに思うんですけれども、それはどうでしょうか。

○今田政府参考人　高次脳機能障害の分野というのが、ある意味ではその技法の開発においてまだまだ研究の余地があるということで、脳科学研究の一環として研究も進めているわけでありますが、具体的にそういったサービスを非常に熱心にやっていただいている施設そのものもそんなに多くはない。そういうふうな中で、どういう地域体制をつくればいいのかという点につきましては、先ほど申し上げました、一つは脳科学に係る研究でありますとかあるいは評価法に関する研究等を踏まえまして、その地域にどういうものを用意すればどういう仕組みができるのかといった点についての研究成果を期待しているわけでございますので、その点を踏まえて今後の施策の中で生かしていきたい、このように思っております。

○井上（義）分科員　それから、これも質問主意書で取り上げたんですけれども、そういうリハビリなんかを実際にやっているところに対する助成というものをぜひ実現していただきたいということで、質問主意書の回答では、検討する、こういうふうにお答えいただいたんですけれども、これは、医療、リハビリ関係者のいわゆるボランティア活動でほとんど支えられているんですね。やはり行政としてこれに対して適切な支援を講ずるべきだ、いつまでもボランティアに頼っているべきではない、こういうふうに私は思うんですけれども、その辺は、助成ということについてどうでしょうか。

○今田政府参考人　リハビリテーション施設にどういう設備が要るのかといった点につきましては先ほどの研究にまたなければならない部分もあるわけですが、一般的なリハビリテーションという点からいいますと、昭和五十年度から医学的リハビリテーションを行う公的医療機関に対しまして補助制度を設けているわけでございます。

ところが、御指摘にもありますように、高次脳機能障害というものに着目をして専門的に取り組んでいる施設というのは非常に少ないわけであります。そういうこともございまして、治療法でありますとかあるいはリハビリテーションの手法の開発といった点について、その研究成果を活用しながら、どういう施設がいいのか、そこの基本を今後構築していく必要があるだろう。幸いに、私ども、所沢に国立身体障害者リハビリテーションセンターを持っております。そこでも高次脳機能障害の評価訓練室という施設を設けておりまして、ここでも治療、研究をしてデータを出そう、このようにしております。

いずれにいたしましても、そういった積み上げた実績というものを参考にし、あるいはそういったものに基づいたリハビリテーション施設のあり方というものをしっかり構築して、今後の整備計画なりの対応の素材として検討していきたい、このように思っております。

○井上（義）分科員　現実に数少ない。体制をつくってもらわなきゃいけないんだけれども、今現実にはほとんどがボランティアで支えられているという現状を御認識だと思うんですけれども、そこはやはりバックアップしなきゃいけないんじゃないか、こういうふうに思うんですけれども。

○今田政府参考人　済みません、ちょっと後段につきましてお答えできなかったわけでありますが。

それで、現在、脳外傷でありますとか高次脳機能障害を有する方々に対しましては、いろいろな方々がボランティア活動で支援いただいている、大変有意義なことだと思っております。このようなボランティア活動に少しでも援助する必要があるのではないかという御指摘でありますが、保健所でありますとか精神保健福祉センターなどでは、例えば精神障害者家族会の育成あるいは断酒会の育成、いずれにしても、そういうボランティア活動に対して積極的に育成をしていく立場にある施設が現にあるわけでございます。確かにその人たちが果たして十分に高次脳機能障害というものを理解しているかという点については、もちろん今から十分な普及啓発が要るんですが、そういうところからいろいろと情報あるいはニーズといったものを把握して、その支援策についてどう取り組めばいいかという点を今後の課題として私どもも取り組ませていただきたい、このように思います。

○井上（義）分科員　大臣、今いろいろ幾つかの具体的な点をお伺いいたしましたけれども、患者、家族の皆さんにとっては行政の支援ということが極めて、自分たちだけが大変な思いをしているというところに温かい手を差し伸べるということが、やはり気持ちの上でも非常に大事なことだと思いますので、それらの皆さんに対するメッセージも含めて、大臣の御決意を改めてもう一回ちょっとお伺いできればと思います。

○丹羽国務大臣　言うまでもないことでございますが、私どもはさらに、二〇〇〇年を迎えまして、障害のある方も障害のない方もお互いに助け合いそして補い合って地域でともに生活をしていく、こういうような社会を実現しなければならないわけでございます。そのためにも、ただいま来委員が御指摘をいただいておりますまず高次脳機能障害を含めまして、障害のある方々やその家族の立場に立って心の通った施策を行うことが重要であることは十分に認識をいたしているような次第でございます。

この高次脳機能障害につきましては、先ほど来御議論をいただいておるわけでございますけれども、大変さまざまな難しい克服しなければならない問題が現にございますけれども、私どもは、先ほど申し上げましたように、その実態やニーズなどについて研究調査をまだ行っているところでございます。その研究の結果も十分に踏まえながら、課題といたしましては、いわゆる高次脳機能障害におきます治療やリハビリのあり方であるとか、それから地域保健の取り組み活動の中における保健指導のあり方、さらに生活支援という形の福祉の面の指導、いずれにいたしましても、保健、医療、福祉、こういった三つの分野におきますサービスが総合的に提供されるように施策の推進に努めていかなければならないと思います。

お話をお聞きいたしておりますと、私どもも全面的に御支援できるという点においては御支援をしなければならない、それと同時に、やはり身近な地方自治体の皆さん方の役割も大変大きいものではないかな、このように考えているような次第でございます。いずれにいたしましても、井上委員の御質問を契機にいたしまして、この問題にさらに真摯に前向きに取り組んでいく決意を新たにしているものでございます。

○井上(義)分科員　よろしくお願いしたいと思います。(以後は他の事項に関する質疑応答であるため省略)

○井上（義）分科員　以上です。どうもありがとうございました。

○自見主査　これにて井上義久君の質疑は終了いたしました。
次回は、来る二十八日月曜日午前十時より開会し、厚生省及び労働省所管についての審査を行うこととい たします。

本日は、これにて散会いたします。

午後六時五分散会

国会での質疑も3度目になると質問は一層具体的なものになり、答弁も同様であり、何か施策の構築につながるような機運が感じられる。特に障害を知的、身体、精神の3分野に分けていることの不都合およびその解消ならびに地域格差とその解消に言及していることが注目される。大臣答弁からも地域保健、地方自治体という言葉が出てきて研究レベルから施策に向けて一歩踏み込んだ見解が示された。途中で国立身体障害者リハビリテーションセンター（以下、国立リハセンター）が厚生省の内部でオペレーションを担当する部門として名前が挙がったが、この時点では候補のひとつに過ぎなかった。しかも厚生大臣答弁の内容を具現化するということについてはこの時点では未だ確信の持てる状態にはない。しかし社会・援護局障害保健福祉部の以後の動きは素早く、正しい方向に向けて行動的であった。

厚生省ではこの主意書の答弁を踏まえてモデル事業実施への予算申請と実施体制について議論が進められた。2000年5月になるといわゆるナショナルセンターと国立リハセンター間で個別に事前打ち合わせがあった後に実際に国立循環器病センター、国立精神神経センターおよび国立リハセンターの代表者が厚生省で顔を合わせモデル事業実施主体を決める作業が進められた。最終的に国会での答弁で名前の挙がった国立リハセンターに決まった。その結果、事業実施の想定プランが国立リハセンター内で翌6月までのひと月のうちに作成された。この時の国立リハセンター総長は中村隆一という方で、受けて立った事業の将来展望だけでなく、実施プランとその実行まですべての面でセンター全体を動かしたことで、この方あってこその高次脳機能障害支援事業であったと回想する。

半年を経て2000年12月末に当時の宮澤喜一大蔵大臣と坂口力厚生大臣による一般会計大臣復活折衝で高次脳機能障害支援モデル事業が予算案に盛り込まれることになり、モデル事業そのものが公のものになった（巻末資料1）。この件については坂口大臣と井上議員が同じ公明党に属していたことも大きな力になったはずである。筆者は復活折衝後の大臣記者会見の場で答弁メモを抱えて隅に小さく座っていた。

この頃、実際に当事者は各地に家族会を立ち上げていたので、次章ではその様子を自身の言葉で語ってもらうことにする。

第3章　当事者の訴え

1 「作業所ヤモリクラブ」の開所　愛知県　高次脳機能障害者家族・星川広江

1995年のことでした。美術大学を卒業した長男の真広が留学資金を稼ぐために軽トラックを運転していて交通事故に遭い意識不明となって病院に担ぎ込まれました。それから約ひと月意識不明の状態が続き、4ヵ月目に突然バカヤローと怒鳴って意識を回復させた時には心の底から喜びました。約1年の間に4つの病院にいて、最後の病院を退院する時には右半身麻痺と左目が見えなくなっていましたが、杖をつけば歩くことができ、ここまで来られたことに病院には本当にお世話になりました。先の不安はありましたが、これまでどおりこれからも少しずつ回復していくのだと自分に言い聞かせていたように思います。

でも状況はまったく予想もしない方向に展開しました。物事をちっとも覚えていないことにはすぐに気付きました。そんなことは序の口で、何か気に入らないことがあると大声を出して暴れたりします。自分勝手な行動は3歳児を見るようなものであり、本人の将来を考えるような冷静な気持ちはどこかに行ってしまい、終わりのないストレスが寝ても覚めても続く毎日になりました。誰にも相談することはおろか、頼る術が何もないことの恐ろしさを身をもって知りました。でも、最後に入院していた中伊豆リハビリテーション病院のセラピストである佐藤先生からは、「息子さんは社会復帰は無理です。一人で生きていくのも難しいです。お母さんは年齢から考えると息子さんより先にいなくなるでしょう。その時に誰にでも好かれる障害者になるように育てるのが、お母さんの役目です。そして自分でできることは自分でやって、できないことだけ手伝っていただく。お母さんが傍にいて手取り足取りしては、人から好かれる障害者にはなれません。その時可哀想なのは本人です」。そう言われたことが今でも私の胸にしっかり残っています。佐藤先生はそれだけでなく、名古屋市総合リハビリテーションセンターとそのつながりにある脳外傷当事者会である「みずほ」を紹介してくださり、1997年に入会しました。今では考えられないことですが、入会したら会員名簿が送られてきて会員の方々の住所やお名前も載っていました。私が住んでいる豊橋や近隣の岡崎、浜松にも何家族か同じ悩みを持っている家族がいることがわかりました。思い切ってその人たちを訪ね毎日どうしているか訊きました。1999年には阿部順子先生にも相談してアメリカでは脳外傷後遺症の人たちがどのように暮らしているのか見学に行きました。アメリカにはすでに脳外傷のための法律があり、ひとつの明確な目標を自分のうちに持つことができました。当事者である息子や同じ障害を持つ人たちが少しでもよくなること、それには家族の中にいるだけではなく、いろんな人同士で刺激を与え合うこと、驚いたり、しゃべったり、笑ったりすることが、リハビリだとアメリカで学びました。これなら私でもできると思って帰ってきたことがその後のすべての原点となりました。

1998年に豊橋駅の西側に、移転した宅老所を引き継いで利用者5家族の民間作業所「ヤモリクラブ」を開設しました。この名称は建物が古くヤモリが住み着いていたからです。この時は居場所作りが精一杯で、資金源も自分たちの財布だけでした。実際にはどんなことをしたら良いのかわからないことだらけで、かご作りや後には卵のパック詰めを業務としました。その際に最も刺激になったのが札幌の「コロポックル」が運用する普通の家を使った作業所で、アメリカで見たことの再現のようでした。これを見て自分たちにもできることを心掛けて一歩一歩前に進めることにしました。コロポックル代表の中野さんや篠原さんは本当に親身になって指導してくださり、同じ障害を持った中野さんの息子さんが豊橋までやって来たこともありました。そんなわけで平成12（２０００）年度から市の補助金も受けられることになりました。しかし小規模作業所の認可のためには10人の障害者手帳所持者が必要であり、頭部外傷だけでなく脳梗塞の人にも声を掛け、通所者が13人に増えたところで正式に認可され、家賃や指導員２人分の補助金も受け取れるようになりました。

さらには作業所が手狭になり、もっと広いところをということで移転し、名前も「笑顔で障害をはじき飛ばそう」という思いを込めて２００６年に「笑い太鼓」に変えました。特定非営利活動法人にもなりました。今日それが発展し、利用者も増え、スタッフもたくさんいる大きな組織になりました。現在の利用者は豊橋事業所55人、名古屋事業所59人で、こんなにも利用者がいるのかという驚きとともに、ニーズに応えるためのサービスも多様化してとても素人が運営できるようなものでもなくなりました。それだけ見れば発展、発展のサクセスストーリーなのですが、一人の母親に立ち返った時には息子が元通りになってくれたらどんなに嬉しいかという気持ちが心の中にあることも事実です。

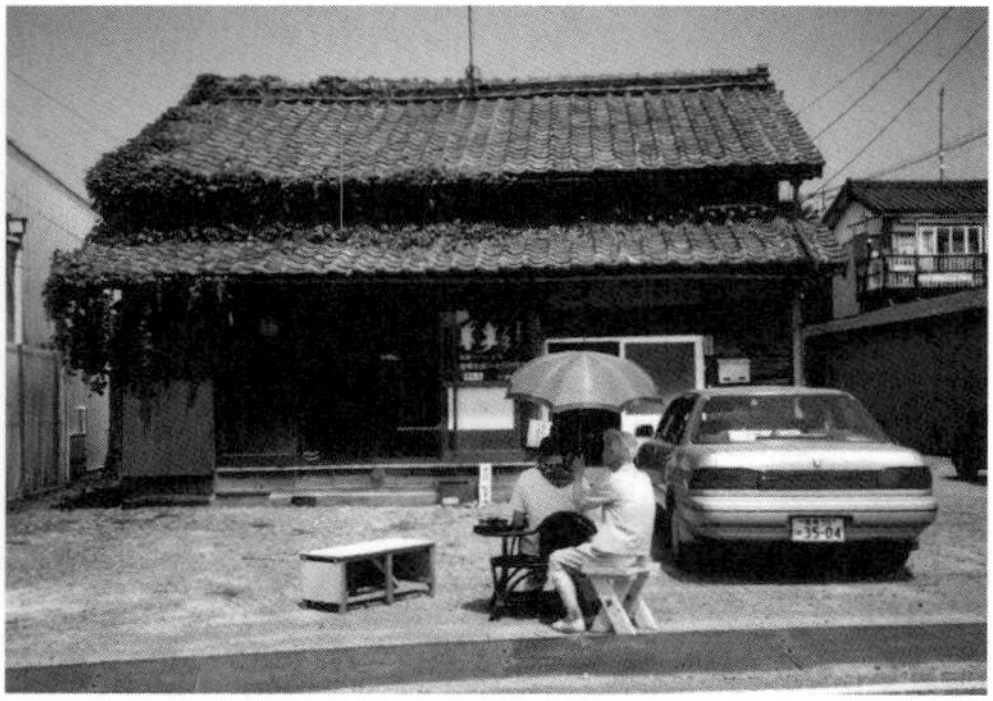

図4　ヤモリクラブの建物

2　「一般社団法人ぷらむ佐賀」設立　佐賀県　犬丸理枝子

もう37年も前の出来事を私は昨日のように覚えています。

佐賀県へ越して来て1年が経った１９８４年の6月。友人に会うために外出した主人は、その夜なかなか帰宅しませんでした。

不安に思っていたところに1本の電話が入り、主人が酷い事故にあったことを告げられました。駆けつけた病院の廊下ではちょうど救急救命室から運び出される主人の姿を目にしました。主人は頭がタコのように大きく腫れていました。私は、しばらく一体何が起こっているのか理解できずに、先生の「脳幹のすぐそばに大きな出血があるため、開頭手術ができません。今夜が峠です」との言葉をぼうっと聞いていたような気がします。

そのような状況ではありましたが先生方の懸命な治療のお蔭でみるみる回復し、2度の手術で何とか歩けるようにもなり、1年半の入院生活を経て自宅へ戻ることができました。見た目には事故前とほとんど変わらないくらい元気にもなりました。入院中に時々おかしな行動がありましたが、これらは徐々に治るだろう、順調に今までどおりの生活に戻れるだろうと思っていました。

ところが自宅へ戻って数日過ぎると、徐々に違和感が目立つようになりました。例えば同じことを何度も聞いてきたり、理由もなく不機嫌になり怒鳴ったりと、以前の主人の様子とは明らかに違っていたのです。もちろん病院や保健所や行政にも相談しましたが、明確な回答は得られず、何も明らかになりませんでした。私はまるで子供のような主人の言動が情けなく、喧嘩が増える毎日に疲れ果てていきました。主人に何が起こっているのか、いつまでこの状態が続くのか、そもそもこの状態は治るのか……不安ばかりが募り、誰にもどこにも相談できないストレスでうつになりそうでした。

そんなある日、新聞で脳外傷友の会「ぷらむ」の記事を偶然目にしました。交通事故後の後遺症で悩んでいる人達の家族会が福岡県で立ち上がるという内容です。もしやと感じた私は直ぐに連絡し、そこでようやく主人が交通事故による後遺症で高次脳機能障害なのだと知りました。入会した家族会では、同じような悩みを抱えていらっしゃるご家族ともお会いしました。主人の事故からはすでに17年が経過していましたが、それでも原因が判明することへの安心感、一人ではないという心強さを痛感しました。

家族会ではいろいろな情報や知識を得ることができ、リハビリの先生も紹介していただけました。しかし子供を抱え仕事をしている立場では遠方の病院への通院や、ましてや滞在してリハビリを受けるなどは到底叶わず、その経験から私は次第にもっと身近な所（佐賀県内）に当事者家族が相談できる窓口の必要性を感じ始めました。私自身が「ぷらむ福岡」で助けていただいたように、当事者家族が自分たちだけで悩むことがないよう、情報交換やそれぞれのストレスを解消できる場を提供したいと思ったのです。

そこで障害者自立支援法の施行を機に、２００７年に「高次脳機能障害　ぷらむ佐賀」を立ち上げることとなりました。まずは13家族45名で活動を開始し、高次脳機能障害の認知度の向上と相談窓口の必要性を訴えました。しかしもともと手探り状態の不慣れな家族会活動に加え、当事者である主人の状態や自らの仕事と生活の兼ね合いもあり、プライベートと家族会活動との時間配分に苦慮することも多く、気持ちが折れそうになることも多々ありました。ですが、常に励まし一緒に活動してくれた仲間のおかげで、家族会として当事者やご家族の相談を受け、またストレス発散の場であると共に集まってくださるご家族が楽しい時間を過ごせる場所を作り上げることができました。

そんな中、佐賀大学附属病院の浅見先生のご協力もあり、２００７年、佐賀大学附属病院が支援拠点機関に指定され、２０１１年にはコーディネーターが設置されました。またぷらむ佐賀を応援してくださる支援者の方も増え、会員数も１００名を超えました。

やがて２０１４年の秋には佐賀県からの委託事業として高次脳機能障害に特化した相談支援センターを開設してほしいというお話を頂きました。このことは家族会活動が認められたという喜びでもあり、驚きでもありました。家族会全員一致で受諾を決定し、２０１５年３月に家族会を法人化して「一般社団法人ぷらむ佐賀」と名前を変更し、同年４月から「佐賀県高次脳機能障害者相談支援センターぷらむ」を開所し運営しています。相談支援専門員が１名という状況ですが、医療を離れた当事者の地域生活の中での問題、一緒に暮らす家族の問題など、家族会が母体だからこそ対応できる相談を年間延べ800件ほど受けています。これからも支援拠点機関や多職種の機関と連携を取りながら、当事者やその家族が最初に相談できる場所を提供し続けようと思います。

3 「高次脳機能障害者と家族の会」発足の経緯　東京都　今井雅子

当会の発足は、都立病院のMSWたちの自主研究会が基になっている。彼らの相談業務の中で、脳損傷の後遺症であることは確かでも従来の制度では対応できず、援助方法が見出せないケースがあり、命が助かって退院しても大きな障害が残り、家族が介護しなければ生活していけないと、「治してくれる施設を紹介してくれ」という切実な要望があった。当時は高次脳機能障害という言葉もなかったが、これは何とかしなくてはならないという熱い思いで、1988年に研究部会が立ち上がり事例研究を始めた。その活動は実に精力的で、脳外科やリハビリの医者を呼んでの学習会、学会での発表、また数の把握の必要性を感じ調査を行った。

1993年に「障害者基本法」の改正があり、障害者を今までより広く捉えようと「範囲概念は徐々に変わっていくもの」と付帯決議に明文化されたので、高次脳機能障害も入るのではないかと力づけられた。活動の柱を①概念の整理、高次脳機能障害とはどういうものか、診断基準、リハビリ方法などの手引き書を作ることを国に求めていく、②家族会への援助、③社会資源の開発、④マスコミも含めての啓発活動の4つに絞っていった。

そんな中で当事者がどうありたいと望んでいるのかが施策要求の柱となると、墨東病院でのグループワーク（全11回）に、患者の家族にも声をかけた。当会初代の代表である鈴木照雄もその一人である。

1998年7月の第8回には家族の会が結成された。発足当初は墨東病院に事務局を置いた。
元農林省の役人であった鈴木は、いつどこに要望を届ければ有効かということを熟知しており、厚生省や国立リハビリテーションセンター、都議会、新聞社などへの働きかけをエネルギッシュに行っていた。ただ主に鈴木が行っていたため、情報の共有化を図るため『こーじ通信』を発行して、広く知らしめることにした。発足当時は、国や東京都等への働きかけに加え、多くの講師の方々の講演会、勉強会、会員の交流会も含め、無我夢中で活動を続けてきた。自主研の方々、関係者達は、その活発な活動が、国に先駆けて東京都が行った実態調査に繋がり、国も動かすことになったと評価してくださった。

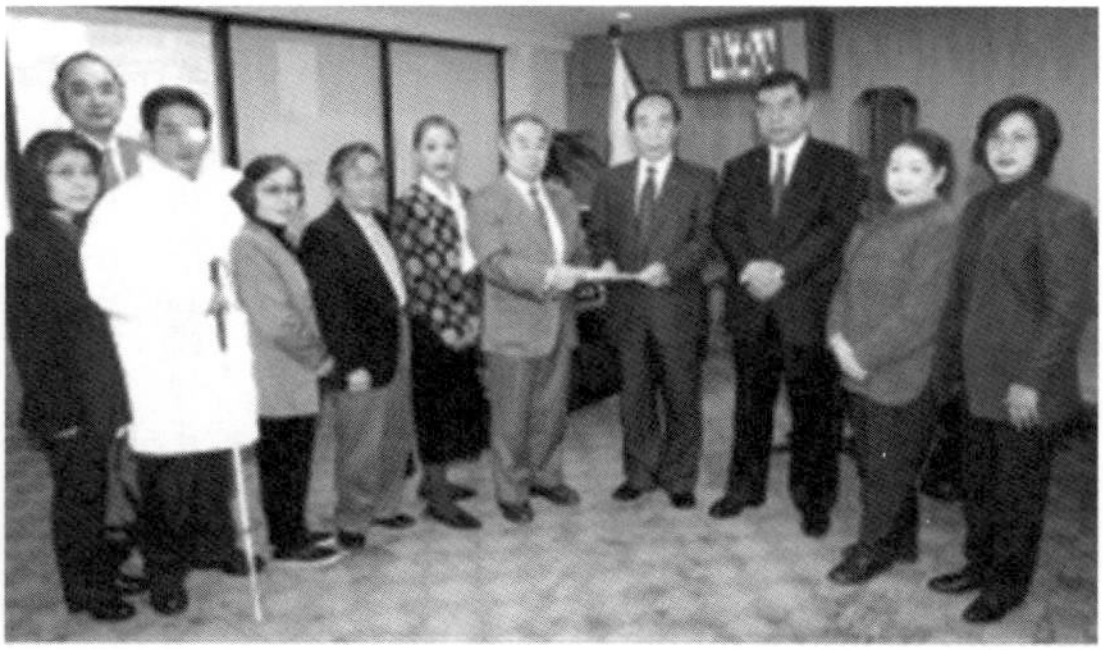

図5　坂口厚生労働大臣に要望書を手渡す鈴木代表

自主研の時から関わり、当会の顧問である長谷川幹医師も2001年2月1日、当時坂口厚生労働大臣に鈴木をはじめ世話人たちと要望書を手渡しに行ってくださった。長谷川医師は「鈴木さんの偉大な所は、原因は何であれ、後遺症としての高次脳機能障害に苦しんでいる当事者や家族の置かれている立場から法制度や福祉制度の充実を訴えたことだ」と評価されていた。

鈴木には2人の息子さんがおり、2人ともももやもや病による後遺症として高次脳機能障害が残った。あとから聞いたところによると、ご長男はかなり重度な症状だった。高次脳機能障害の原因の割合からすれば、もやもや病による方は少ないので、「原因を問わず」という鈴木のスタンスの基になっていたのだろうと想像する。「重い症状の方々が今後自立していく場、自活していく場を見つけないとどうしようもないと。そうでなければ親は心配で死ねない」と当事者の置かれている環境を少しでも良くしたいという信念、行政の対応への不満をいつも話していた。日々の生活の中での切実な思いであったのだろう。

その鈴木が2005年2月26日に心筋梗塞で急逝した。心臓が悪く、バイパス手術をされたとも聞いていたが、あまりに突然のことで残された世話人一同呆然とした。この年度で国のモデル事業が終了し、全国展開が始まろうとする大事な時であり、鈴木もさぞ無念、心残りであったろうと思う。7月に開催された支援拠点等連絡協議会にオブザーバー参加したが、冒頭で鈴木の逝去に対して黙祷があり、改めて彼の功績を強く実感した。

鈴木の後を引き継いで活動を続けてきたが、彼のような精力的な活動はとても真似ができないものの、「原因は問わず」という基本のスタンスは守り続けている。

4　息子の居場所　東京都　脳損傷・高次脳機能障害「サークルエコー」・田辺　和子

次男がひとり暮らしのマンションで倒れたのは、大学4年になったばかりの1992年5月のことでした。1歳のときから喘息の持病があり、たびたび入院もしていましたが、息子は「喘息を言い訳にしない。できる時に、やりたいことをやる」という生き方を貫いていました。高校時代は1年間、ブラジルに留学、帰国した年、東京都の高校生交流親善使節の一員として、アメリカへも派遣されました。都内の大学に進学したにも関わらず、アパートでのひとり暮らしを選びました。

しかし、92年春、一命をとりとめた息子をどこのリハビリ病院も受け入れてくれませんでした。救命された病院で1年を過ごし、自宅に戻った息子は、ことばを失い、日常生活のすべてに介護が必要でしたが、当時はこのような障害にはなんの福祉もなく、近所の方々や私の旧友たちなど、プライベートな支援に頼るしかありませんでした。

数年後、ある国会議員を通し、私は、厚生省3部門（知的、身体、精神）からのヒヤリングを受け、それは、数日後の国会で「若年の痴呆状態」として議論され、「若年痴呆の実態調査」として結実しました（この時期は、高齢社会に向けての施策が検討されているときで、あわせて、障害者部門にも改革が必要というタイミングだったのです。高齢者の痴呆（後の認知症）とあわせ、何らかの原因で脳に障害を負った若者の調査も必要ということになり、一時、「若年痴呆」と称されたこともあります）。

この国会の直後から、息子は自宅近くの「重度知的障害者」のための作業所に通えるようになり、一方、私は「高次脳機能障害・サークルエコー」を立ち上げ、重度の高次脳機能障害者のための「仲間づくり」と、権利と支援を求める活動をはじめました。

2001～05年、厚生労働省は「高次脳機能障害支援モデル事業」を実施、高次脳機能障害のリハビリテーションの研究が行われ、「精神障害」の手帳の交付も決まりました。この間、私も委員を務めました。

2007年、共に介護を担っていた夫が病に倒れ、自宅療養にはいったとき、「パサージュ稲城」のミドルステイで受け入れていただき、夫が亡くなってまもなく、息子の正式な入所へと話が進みました。この時の安堵、感謝の気持ちは今でも忘れられません。その時から、息子にとってここが、どこより安心して暮らせる場となっていることはその態度からわかります。

入所の3年後、それまで狛江市に住んでいた私も施設近くのマンションに引越してきました。息子は自宅マンションの方々にも受け入れられ、外泊時などウォーキングの仲間と一緒に歩くこともあります。

コロナ禍の現在、施設での面会や外泊には厳しい制限がつけられていますが、近くに住む私は朝方、息子たちが、ラヴィ（作業所）に出発する時間を見計らってパサージュの正門の前に行き、彼らが車に乗りこむところを見送ることがあります。息子は、私が視野に入っても「今は、プライベートではない」とばかり、さっさと車に乗り込み、私を振り向くこともありません。パサージュの生活、ラヴィでの日々は、息子が再び取り戻した安心の場であり、職場なのだと思います。

5【江東・失語症のある方のコミュニケーションを豊かにする会】設立の経緯　東京都　進藤美也子

２０１２年の８月、突然夫が明け方に倒れました。家族がうめき声に気がついたときには、ろれつが回らず右手足は硬直していました。手術を経て翌日主治医から説明を受けました。私も息子も現実がうまくつかめておらず「こちらの言っていることは、すぐには理解できないと言う状態なんですね」と聞くと先生は、「話が少しわからないというような程度の状態ではありません。寝たきり・話すこともできない・他人の言っていることもまったくわからないということです」と話されたことを今でも鮮明に覚えています。重い脳梗塞でした。それまで夫は鉄道の仕事に従事しながら、休みの日はテニスや皇居マラソンなどスポーツをアクティブにこなしていました。そんな夫の突然の病気に文字どおり目の前が真っ暗になり途方に暮れる毎日でした。病気の心配や夫の銀行カードの暗証番号も知らないといった状態で眠れない日々が続きました。病状は芳しくなく、ＩＣＵに２ヵ月近くいてようやくリハビリ病院に転院できました。この頃すでに日本失語症協議会の方と巡り会うことができ、コミュニケーションツールのカレンダー・地図・メモなどを使うと良いことを教えていただき、毎日ノートに時間を追ってその日の予定を書き、出来事も記入したりしながら夫とのコミュニケーションを取ろうと努力してきました。病院でリハ職の皆様の懸命さに夫も私も助けられながら、手はまったく動かないものの装具を付けて杖歩行できるようになりました。しかし、発する言葉はほとんど理解できません。保育士として子どもが言葉を獲得する道筋を実際に見てきた私にとって、その先にそれを失う辛い病気があるとは…。自分の名前も言えない、書けない夫を見ながら今まで獲得してきた言葉が頭の中にいっぱい詰まっているのに外に出すことができないなんてこれからどうしていけばいいんだろうと思い詰めていました。

6ヵ月経ち「退院おめでとう」と言われて内心「まだ全然しゃべれないのに、この先何を頼ればいいのだろう」と暗い気持ちで退院しました。いざ家に戻ってみると温室のような病院と違って、夫は体も自由にならず話すことができない現実がわかってきて、しばらくの間はとても落ち込んで鬱のような状態になり、わたしも片時も目を離せないような状態でした。

さらに2年後に症候性てんかんを4度発症し、戸外で杖をついて歩いていくのが怖くなり、車椅子の生活となりました。その頃、私は日本失語症協議会の家族の会合で夫や自分のことを話すといつも涙が溢れていました。

3年が過ぎたころ、休職したまま定年退職を迎えました。「頑張って定年まで働けたね」と言い聞かせました。気晴らしに行った旅行先で、車椅子のままではありますが電車に乗ったり観光地を巡ったりする夫は病気の前の夫に戻ったようにアクティブでした。やがて御朱印集めの趣味を見出し新しい生活が軌道に乗ってきました。とはいえ外出には必ず私が付き添う生活でした。夫の思いを叶えるためには、常に私が夫の思いを代行するような生活を強いられ続けました。そしてそれにより私は、辛い思いを次第に募らせていきました。

そんな折、失語症者向け意思疎通支援者の制度ができたということを聞きました。私は家族以外にコミュニケーションを支援してくれる人がいることがどれだけありがたいのかと希望を持ち、私自身もこの意思疎通支援者になってみようという思いがわき、東京都の養成講座を受講し、晴れて意思疎通支援者となることができました。これで私だけが背負うことはないという安堵と私自身も他の家族の方の支えとなることができるのではないかと期待を持ちました。

ところがいつまでたっても住んでいる区では、意思疎通支援者の派遣制度が整いません。早く派遣が実現するようにしたいと思い、同じく失語症家族であり同じ立場の意思疎通支援者となったもうひとりの方、地域で失語症の方のために活躍されている言語聴覚士の方々、古くからある失語症友の会の方に声をかけ【江東・失語症のある方のコミュニケーションを豊かにする会】を2020年6月に発足させました。まずは区議会議員全員に手紙を出し直接会って、失語症のある方の生活の困難さや意思疎通支援制度について説明し、協力を求めました。その活動が実り、1年間で議会で5名の議員の方に7回失語症に関する質問をしていただけました。また、区報にも失語症の紹介文が載りました。21ある地域包括支援センターに会報を置いてもらえるようにもなりました。新型コロナウイルスの流行もあって思うように活動は進みませんが、次年度からの派遣実施に向けて今、区の担当課と話をしているところです。意思疎通支援者派遣を通して地域で暮らす失語症の方が望むところに行って安心して話ができるように、ご家族が疲れてしまわないように、そして豊かに生活できるよう居場所を作り、仲間を作っていきたいと思っています。

第4章　高次脳機能障害支援モデル事業の開始

1　高次脳機能障害支援モデル事業の開始

２０００年12月に予算案化された高次脳機能障害支援モデル事業（以下モデル事業）は予算額としては1億４００万円であり（巻末資料１）、大臣折衝により復活した予算としては異例の少額である。坂口力厚生大臣記者会見でのやりとりは、大臣が大学医学部の教官を務めていた医師であることの素養が光っていた。もうひとつこの時期に大きな出来事があった。行政改革の一環として厚生省と労働省が合同を果たし、厚生労働省として新たな発足を見た。モデル事業の構想をまとめる過程でいくらかの考えの違いが厚生省と労働省の間にあり、末端の私が耳にすることもあったが、これを機にそれもなくなった。それどころか小は労働災害における高次脳機能障害取扱いの議論に著者が呼ばれたりすることもあれば、大は西川きよし議員の質疑に対して答弁に立った村木厚子氏が厚生省側の障害保健福祉部に異動したりといろいろと印象に残る良いことが起きつつあった。もちろん省庁間の異動は普通のことであるとしても。

この頃になるとモデル事業がどのようなものになるか、その具体像を知るために政党や当事者団体の活動は否が応にも活発になってきた。担当機関が国立リハセンターであることも広く知られることになり、早速在京の脳血管障害を主体とする高次脳機能障害と家族の会の代表者や低酸素脳症や頭部外傷を主体とするサークルエコーといった家族会が共産党議員団らとともに国立リハセンターにやってきた。当時はこのように原因疾患別に当事者会が作られることが多かった。来訪を受け意見交換が繰り返されるごとに当事者の問題意識がどこにあるのか知るところとなり、モデル事業を現場のセンスに近付けるのに役立った。しかしながら中には不思議な代表者もいた。アポもなく居るかなと言いながらすっと私の横に座り、今仕事中なんだよと言ってもPCに張り付いている私の横でずっと話し続けている。私は何も答えずにPCを見ている。そんなことを繰り返しているうちに何を伝えようとしているのか当方が時間をかけて理解し、内容の重要性を知ることになるといったこともあった。中央官庁に勤務経験のあるこの人からすれば指導のつもりだったのだろう。大臣室で当事者との面談があった際には当時の障害保健福祉部長が、この人は官庁出身だよね、と私の耳元でささやいた。程なくして亡くなったこの方、鈴木照雄さんの葬儀には厚労省のスタッフからも個人の名義で生花が飾られた。

一般にモデル事業とは、公共事業にあって一般事業と呼ばれる全国展開の本格実施に先立ち地域や期間を区切って実施される試行事業のことで、この実績から事業の効果を確認することを使命としている。モデル事業以前に調査研究が実施されることが通例であり、その結果を受けてモデル事業を実施し、それで見込みがあれば最終的に一般事業化と呼ばれる全国実施に至る。しかしながら高次脳機能障害支援モデル事業は当初3年間で完遂という時間的制約のために研究とモデル事業を並行して実施するという、異例ともいえる様式で挑むことになった。お試しで支援活動を続けながら、ついでに調査もやってしまうというびっくり仰天の筋立てで臨んだ。

モデル事業実施に当たり、厚労省から各都道府県知事・各指定都市市長宛に通知（巻末資料1）が発出された。国が事業を実施するときには以上のような仕掛けが必要だということでは、一般の方はもとより大学の医療・福祉研究者にとっても新鮮な視点かもしれない。この萌芽的な事業にありながら高次脳機能障害という用語が示す領域が、専門用語の使い方だけでなく、どのような行政対応を待たれているのか次第に明確になっていった。それには事業開始に向けて「高次脳機能障害とは」「高次脳機能障害の原因は」「そのためのリハビリテーションがあるのか」等々について多職種からの意見を聞きながら思考を重ねたことが役立った。その中で最も著者の関心を呼んだ見解は、すでに経験を積んだ医師からの「この種の障害者たちの中には適切な支援をすれば社会生活のできる人がいて、当人もそうなることを望んでいる」というものであった。「支援をすれば社会生活ができる」、これを事業遂行の第一の目標に掲げようと腹を決めた。

この通知および実施要綱（巻末資料2）についてさらにいくつかのポイントに触れておきたい。ひとつは「外傷性脳損傷などによる高次脳機能障害」と頭部外傷が筆頭に出ていることである。すでに1999年3月に行われた東京都による実態調査により、原因の80％が脳血管障害であることが明らかにされていた。一方で聞き取りを続けていく過程で若年層では外傷性脳損傷が主たる原因であることがわかっていた（外傷性脳損傷とはTraumatic Brain Injuryの訳語であり、ＴＢＩとして知られる）。なぜ外傷性脳損傷が前面に出たかと言えば、この事業の始まりでは上述のように障害をもつ者を支援により社会に出したいという意識が強く持たれていて、生産年齢における高次脳機能障害の最も多い原因だったからである。頭部外傷による高次脳機能障害をもつ者に向けて先進的な取り組みを見せていた神奈川や名古屋のリハセンターでの経験とそこから生まれた知見は、全国的なモデル事業を実施する上での基本財産のようなものであり、後に述べる「連続したケア」の礎であった。そのように外傷性脳損傷が先に出たことで、当初からその他の原因による事例を無視しないで欲しいという要望やその他のいろいろな疑問や意見が出た。例えば低酸素脳症による重度の障害をもつ人の母親からは、支援をすれば社会に出られるといったことはうちの子供のような重度障害者ではまったく考えられませんと初期の段階から不満が出た。当時としてはそうしたお子さんのことも忘れてはいませんと答えるのが精一杯であったのが正直な吐露である。このように多様な見解を常に意識し続けられたことは当事者団体あってこそである。

細かいところに気が付く人なら気になったであろうが、高次脳機能障害の定義がこの時点でもなお揺れている。知事、政令市市長宛通知では「失語、記憶障害、判断・遂行障害、認知障害など後遺障害を呈するいわゆる高次脳機能障害のある方々」とあり、モデル事業実施要綱では「記憶障害、判断・遂行障害、認知障害等の後遺症を呈するいわゆる高次脳機能障害」とあり、失語の有無は見過ごせばそこまでのことであるが、その後の事業展開に大きな意味をもつことになる。

高次脳機能障害を定義する作業は「高次脳機能障害をもつ人というのは一体誰のことか」という質問に答えることに他ならない。特にモデル事業以前にある市役所で起こった出来事は誰にとっても悲惨なものだった。支援が欲しくて何とか福祉サービスの提供を受けたいと思い単独で相談に訪れた当事者の家族が、そのようなものはないというスタッフの一言で追われるように帰ったという。「そのようなものはない」というのは当時にあってはまったく正しい見解だった。それゆえに国会での審議にもなったのである。あいまいなままでは済まされず、どのようにしてもこれを定義付ける必要があった。これが診断基準を作成する作業である。

しかし診断基準ができ、それに従って高次脳機能障害をもつ人を高次脳機能障害者と呼んだところで、もし福祉サービスが利用できなければ何の意味も持たないだけでなく、それこそ偏見にさらされるだけに終わりかねない。福祉サービスと言えばたった一言で済む素晴らしく簡潔な表現であるが、それはどこに行けば実施できるのか、それは誰が担当するのか、どのようにして実施するのか、先に述べたような先進的施設を除けばどうして良いのか全国のどこに居てもまったくわからなかったのが実のところで、これを整備するための第一歩を踏み出す必要があった。これが訓練プログラムと社会復帰・生活・介護支援プログラムを作成する作業である。これは今日なお重要な課題として研究・論議が続けられている。

2 連続したケア

研究とモデル事業を同時並走させるという出色の取り組みで始まった高次脳機能障害支援は予算面でもモデル事業とは別個に厚生科学研究費による「高次脳機能障害者の連続したケアの提供に関する研究」が始まった。この「連続したケア」（**図6**）はこの高次脳機能障害支援事業を進める上で後々まで旗印になったので、ここでいくらかの説明を加えたい。

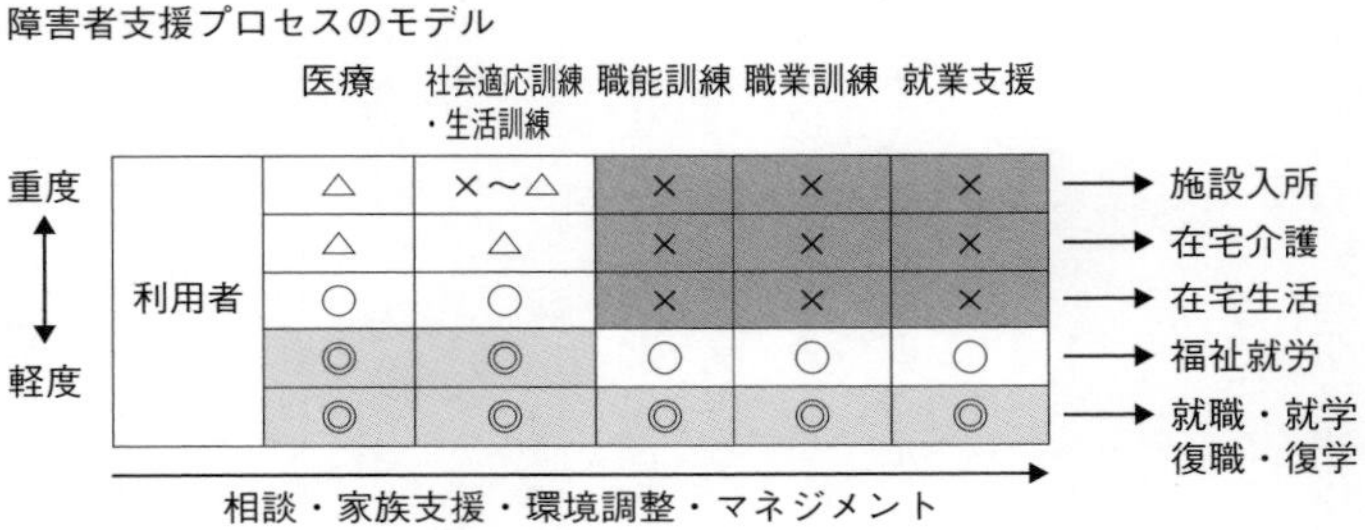

障害者支援プロセスのモデル

	医療	社会適応訓練・生活訓練	職能訓練	職業訓練	就業支援	
重度	△	×～△	×	×	×	→ 施設入所
	△	△	×	×	×	→ 在宅介護
利用者	○	○	×	×	×	→ 在宅生活
	◎	◎	○	○	○	→ 福祉就労
軽度	◎	◎	◎	◎	◎	→ 就職・就学 復職・復学

図6　連続したケア

図6の最も左にある重度、軽度というのは利用者の重症度である。最上段の重症度の最も高い利用者では、医療すなわち病院での医学的リハビリは成果に疑問が残ったレベル（△）。ひとつ右に移り社会適応訓練・生活訓練は成果がなかったか、あってもわずかというレベル（×〜△）。さらに右へ移って職業に関する訓練はいずれも実施困難というレベル（×）であり、最終的には施設入所をゴールに置くことが適切と判断される。

最下段の最も軽度の利用者では医療から就業支援まですべて◎でクリアされ、最終的に就職・復職あるいは学生であれば就学・復学をゴールに置くことが適切と判断される。その他重症度に応じてゴールは在宅介護、在宅生活、福祉就労と分類される。そしてそれぞれのゴールに向けて最下段の欄外に一本の右向きの矢印が引かれていて相談・家族支援・環境調整・マネジメントと記されている。これが連続したケアであり、日本の社会に欠けていたものであった。西川きよし議員の質疑にも相談という言葉が繰り返し出ていたことを思い出して頂きたい。

・医療では

表の一番左が縦に医療となっている。モデル事業（平成13

（２００１）年度開始）以前にあって、もし病院で高次脳機能障害に気付かれたらいくらかの訓練が行われた可能性があり、しかも医療保険制度の中で何かにかこつけて費用が賄われたはずである。ただし、とても十分なものとは言えなかった。先進的にこの問題に取り組んでいた医療機関では、多くをボランティア精神での無償の行為に頼ったとしても、一通りの訓練が実施できてはいた。しかしながら全国的に見れば、疾病に伴って高次脳機能障害を発症することは知られていても将来展望を見据えた訓練なり対応が図られることはほとんどなかったと言って良い。医療の主要部分を支える民間医療機関にボランティアで業務実施を依頼することはできない。

・社会適応訓練・生活訓練では

運よく医療機関で高次脳機能障害対応の訓練が受けられたとしてこの医療的対応が終了する時、すなわち病院を退院する際には図中ひとつ右の社会適応訓練・生活訓練に移行するわけだが、そのような施設がどこにあり、誰がどのようにするのかは当事者は無論のこと、専門職にとってもまったくのお手上げ状態であった。それこそ名古屋や神奈川のリハセンターの経験がすべてであったのだが、このような福祉サービスを利用するために必要な障害者手帳が高次脳機能障害を持つ人には発行されないので、公的サービスの利用という点ではどうしようもなかった。当事者本人や家族の身になれば当然であるが、後遺症を遺して病院を退院する際にはその後の生活がどのようになるのかは大きな関心事である。一方で、この頃には全国のあちこちに家族が障害当事者の居場所レベルの小さな作業所を設けていた。当事者団体も現在からすれば小さな組織であり、まさに手探りの事業運営である。行政的配慮がなかった訳ではないが限定的であったのは問題が国会に上程されたことでも明らかである。

別途困難を生みやすい事象として注目されたのは、軽い高次脳機能障害をもつ人が病院を退院した後に家庭に戻って初めて問題に気付かれたり、あるいは職場に戻って初めて問題を生ずることである。病院という看護職によって日常生活の全面的な支援を受ける環境では障害の軽い人は却って問題が目立たなく、退院して初めて人間関係の上で多くの摩擦を生じることは認知機能の項目で述べたとおりである。つまり病院を退院すると同時に原因となった疾病についての医学的フォローは外来通院で継続するとしても、その後に新たに家庭で生じた問題について外来という場で医療スタッフが持ち得る実感は薄く、医療機関としてできることは何もないと思えるほどにまったく未知の領域であった。

・職能訓練・職業訓練・就業支援では

さらに表を右側に進めば職業関連の領域になり、この点につき特記すべきはモデル事業が始まった平成13（2001）年度に先立つ2001年1月6日から厚生省と労働省が統合されひとつの中央行政機関になったことである。障害福祉の分野でも両省間での人事交流も含めて関係が密になり、この連続したケアについても実感のもてる協力関係が図られるようになった。またこれ以前に国会を通じた議論を受けて労働省はいち早く高次脳機能障害をもつ者に向けた就労支援に関する事業を開始している。したがって国立リハセンターは職業訓練を実施する以前の職能訓練と呼んでいた職業前支援に専念することになり、やがてこれが就労移行支援という用語につながってゆく。ちなみに国立リハセンターのある敷地内には国立職業リハビリテーションセンターがあり、病院から生活訓練、職業訓練という経時的移行が同じ敷地内で済む。いわゆるワンストップの一例である。

このように連続したケアを旗印に掲げたモデル事業の遂行は取りも直さず**図6**内表の下2段に属す

る人、すなわち一般就労か福祉就労のいずれかが可能なレベルの人が視点の中心に据えられた。別途触れることになるが、当時においては支援があれば就労も可能なレベルの高次脳機能障害者も実際には就労できず、支援により実際に社会に出すことを当面の大きな目標においた。これはリハビリの本義でもある。

3　モデル事業の実施体制

2001年5月21日に厚労省特別第一会議室で開催された事前打ち合わせ会でモデル事業に参加する地方公共団体の代表と厚労省社会・援護局障害保健福祉部と国立リハセンターの担当職員が事業のあり方と今後のスケジュールについて確認した。モデル事業に参加するのは北海道・札幌市、宮城県、千葉県、埼玉県、神奈川県、名古屋市、三重県、岐阜県、大阪府、福岡県・福岡市・北九州市の10地域であり、指名を受けた地方拠点病院が主たる現場となった。岡山県と広島県は翌年からの参加となった（巻末資料3）。

開始時点で確認されたことは次の文言に集約される。

「交通事故やスポーツ事故等による外傷性脳損傷、脳血管障害、低酸素脳症等により脳損傷を受けた者のうちには、後遺症として記憶障害、判断・遂行障害、認知障害などの高次脳機能障害を呈することにより生活機能が著しく障害されることが少なくない。また、精神障害者保健福祉手帳を交付された者を除いて、障害者として社会的認知を得られにくいことが、全国的に問題になっている。本

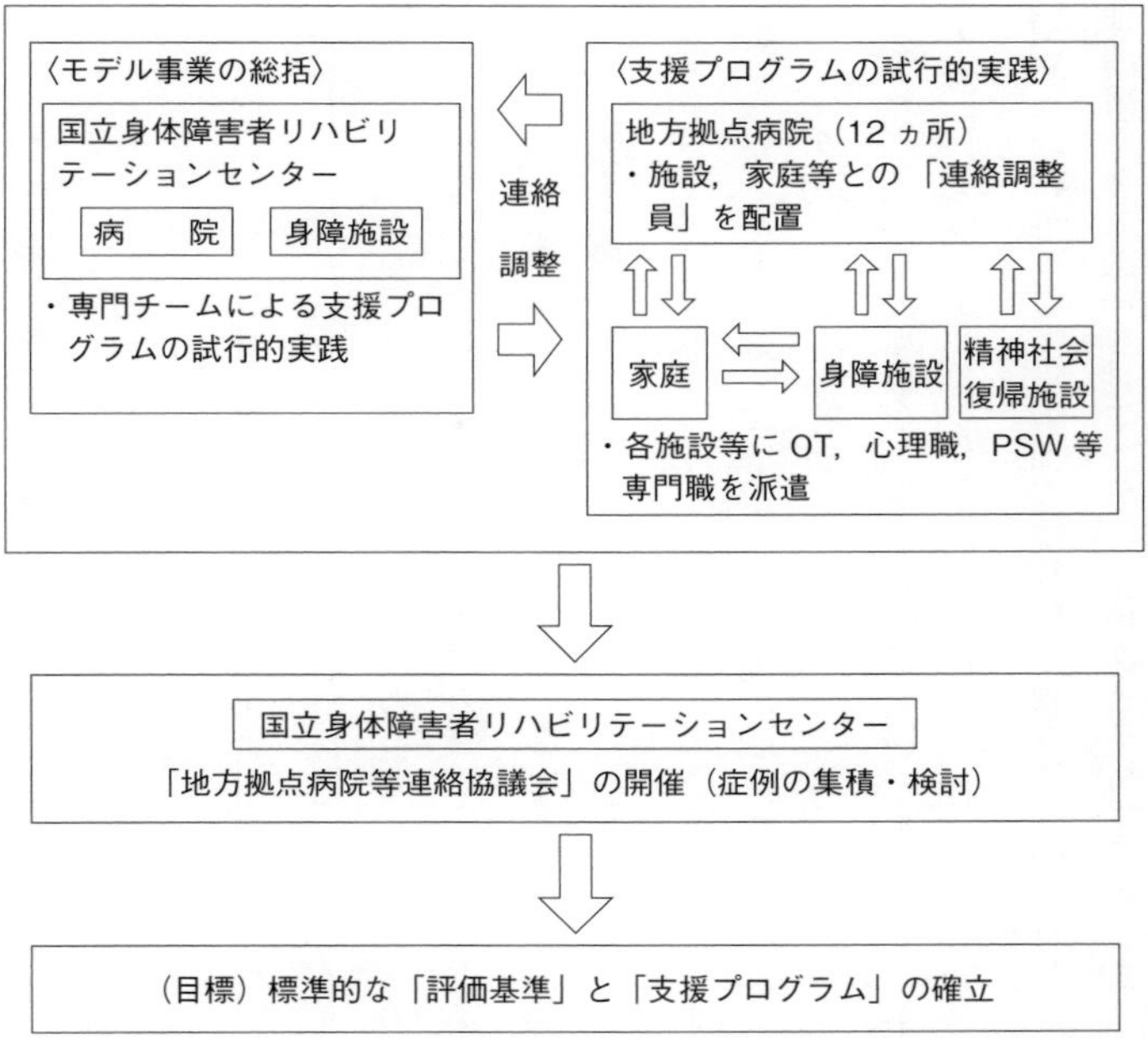
〈モデル事業の総括〉
国立身体障害者リハビリテーションセンター
病　　院
身障施設
・専門チームによる支援プログラムの試行的実践
連絡調整
〈支援プログラムの試行的実践〉
地方拠点病院（12ヵ所）
・施設，家庭等との「連絡調整員」を配置
家庭
身障施設
精神社会復帰施設
・各施設等に OT，心理職，PSW 等専門職を派遣
国立身体障害者リハビリテーションセンター
「地方拠点病院等連絡協議会」の開催（症例の集積・検討）
（目標）標準的な「評価基準」と「支援プログラム」の確立

※「支援プログラム」とは、「社会復帰支援」および「生活・介護支援」のプログラムの総称。

図7　高次脳機能障害モデル事業概念図

（国立障害者リハビリテーションセンター高次脳機能障害情報・支援センターサイト，モデル事業の概要より）

事業は、国立身体障害者リハビリテーションセンターとこの問題に積極的に取り組んでいる地方拠点病院等が連携し、平成13年度から3か年の間に症例を集積して、高次脳機能障害の「評価基準」と「訓練及び支援プログラム」の確立を図ることにより高次脳機能障害者の保健医療福祉に寄与することを目的とするものである。」（**図7**）。この一文に到達するために国立リハセンターはモデル事業開始までの8ヵ月を毎週1回センター全部門のスタッフを集めて勉強会を開き、毎回宿題を出し、翌週にはそれを報告するという作業を繰り返した。そして事業実施に合わせて勉強会は性格を変えながらも続けられた。

ここに記されたことを実行するため真っ先にモデル事業参加自治体、国立リハセンター職員および学識経験者からなる「評価基準作業班」「訓練プログラム作業班」「社会復帰・生活・介護支援プログラム作業班」の3班が構成された（巻末資料4）。班員の活動の現場は各地域における支援の中心となる拠点機関病院が基本であり、職種は医師、言語聴覚士、臨床心理士、理学療法士、作業療法士、医療ソーシャルワーカー等さまざまであるがいずれもその立場で高次脳機能障害をもつ人々に日常的に接する人たちであった。また拠点機関病院には別途、支援コーディネーターを配置し、拠点機関病院内での調整をはじめとして、対象者の医学的、社会的情報の収集など支援の中心的実務を担うこととした。モデル事業においては、主として医療ソーシャルワーカー、生活指導員、職能指導員および心理担当員等が支援コーディネーターとなっていた。それら拠点機関病院と支援コーディネーターの活動を支える道府県・政令市の民生部の職員がいて、その働きにより班活動が行政的実体を持ち得、モデル事業に一定の成果を与えたと先に結論しておく。

なお、このモデル事業の事業費は平成13（2001）年度で、道府県または政令市は各2000万円（2分の1補助）、国立身体障害者リハビリテーションセンターは3400万円であった。中でも際立った特色として障害保健福祉部企画課課長が注目したのは三重県で、県として市町村に2分の1補助事業費（国から見て4分の1補助）を付けた点である。一方、改めて難しく感じたのは道府県と政令市の関係であり、実際に北海道・札幌市と福岡県・福岡市・北九州市の2地域での調整には時間

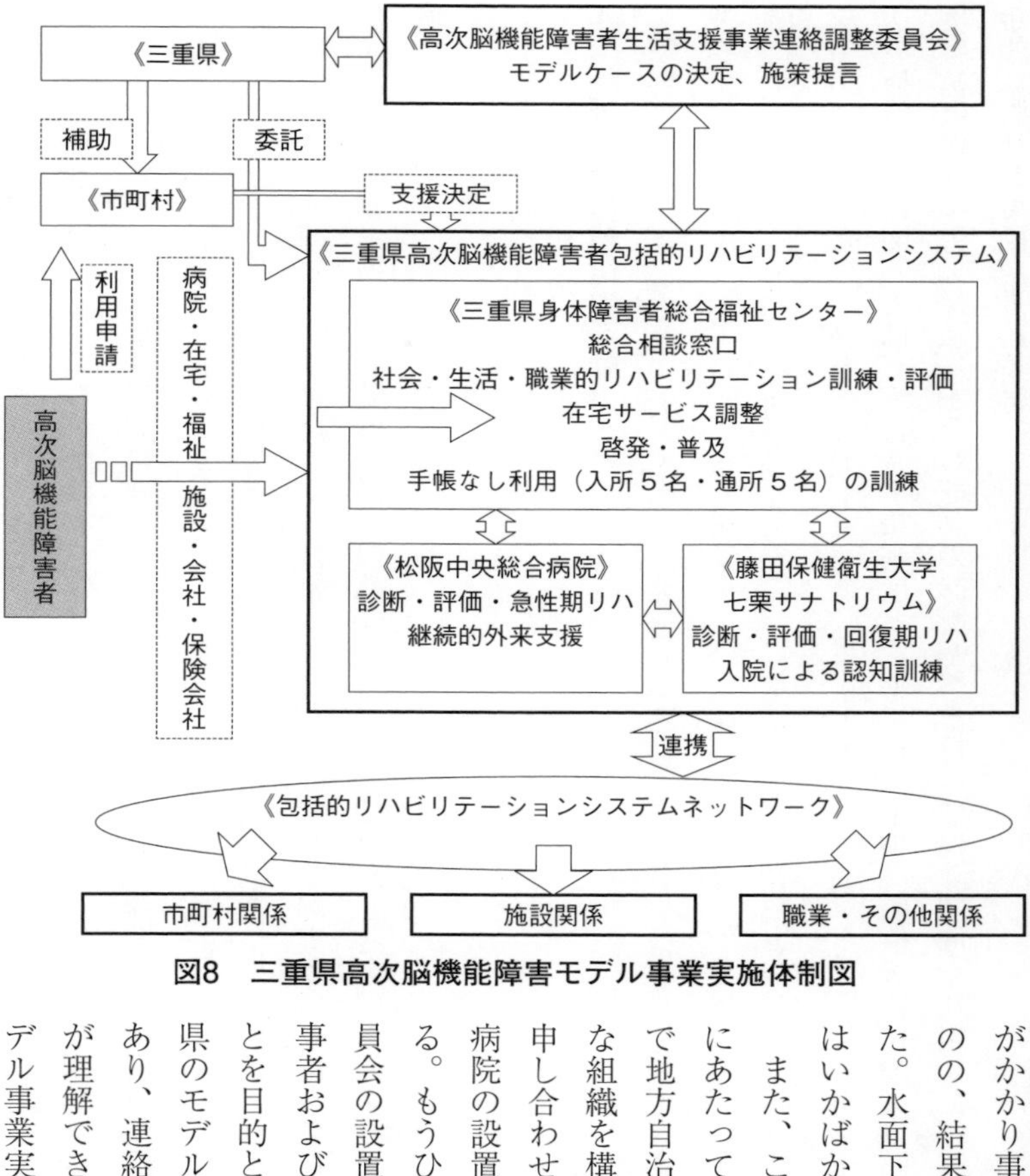

図8　三重県高次脳機能障害モデル事業実施体制図

がかかり事業開始も遅れたものの、結果としてうまくいった。水面下での関係者の尽力はいかばかりであったか。

また、このモデル事業実施にあたっては、大枠のところで地方自治体ごとにどのような組織を構築するかを事前に申し合わせていて、支援拠点病院の設置もそのひとつである。もうひとつは連絡調整委員会の設置であり、行政と当事者および一般市民を結ぶことを目的とした。**図8**は三重県のモデル事業実施体制図であり、連絡調整委員会の立場が理解できる。このようにモデル事業実施体制が参加道府県ごとにそれぞれの工夫を凝らして作成された。

その三重県についていくらか触れておけば、自ら三重モデルと呼ぶ事業体制を整えたことはこの分野の人間にとってなかなか新鮮に映り、県では後年の高次脳機能障害支援普及事業にそのまま引き継いだ。障害の急性期（松阪中央総合病院）、回復期（藤田保健衛生大学七栗サナトリウム（当時））、維持期（三重県身体障害者総合福祉センター）を県下3つの機関に振り分け、それらを通じて最終ゴールに至るまで連続したケアを提供する仕組みとしただけでなく、実際に運用して見せたことは特筆に値する。その旗を振った心臓外科出身の熱血課長が県庁にいたことも、このような男がいるのだと記憶に残った。

4　評価基準作業班の活動

障害の種別によっては、大きな後遺症を遺して病院を退院した患者が利用できる支援サービスが多様で、かなりの充実を見ている分野もある。その基本となるのが障害者手帳制度であり、これを所持すると公的サービスを利用できるようになる（サービス利用という考え方が一般的になるのは2003年から始まる支援費制度による）。金銭保証面では障害年金や特別児童扶養手当もある。高次脳機能障害に関しては、障害者手帳制度とは別に自動車損害賠償責任保険（自賠責保険）や労働者災害補償保険（労災保険）がそれぞれの診断基準を持って保障制度を運用している。ここでは障害者手帳に特化して話を進める。

高次脳機能障害をもつ者が障害者手帳を得られないという点は国会における西川きよし議員の質疑に最初から現れている。障害者手帳を得るためには高次脳機能障害をもつ者とは誰のことかという問いに明確に答えなければならない。評価基準班という名称であるが診断基準班と言い換えて差し支えない。

果たしてそのようなものができるのだろうかと懸念を示す委員もいたが、とにかく実態を見ることから始めねばならなかった。要するに研究である。地方拠点病院は実に熱心に、これぞ高次脳機能障害のために生活に困難を来しているという症例をリクルートし、分析にかけた。必要な調査に同意を得られた者は最終的に424名を数えた。いわゆる個人情報保護法の成立が2003年のことであるが、それ以前の平成13（2001）年度当初からこの調査にあっては守秘義務の遵守を前提に説明と同意を得ることを決め、特に自ら判断を成し得ない者については家族等から同意を得る仕組みを作った。これは班員に実験系の研究者がいてこの方面の取り扱いに慣れていたことが大きい。

これぞ高次脳機能障害という曖昧な表現で調査対象者の同一性を保証できるのかという疑問は当然起こり得るのだが、作業班で念入りな協議を繰り返すことによりイメージの共有を図り、慎重であることを心掛けた。高次脳機能障害をもつ人には、このような事例を幾人か経験した専門職ならあの人たちのことだなとすぐに思い付くような一種独特の特性があることから、議論は散逸することなく、そのような人をリクルートしようという方向にすんなり向かったのは現場経験者の質が高かったからでもある。

症例のリクルートにあたってはさらに年齢層を区切った。高次脳機能障害をもちながら医療・福祉サービスの提供により自立した社会生活を送ることができるようになる症例の集積を図るために18歳以上65歳未満とした。65歳以上であれば疾患を問わず介護保険の対象となり、また18歳未満であれば当時から療育手帳の対象となり得た。一方で原因疾患として、アルツハイマー病に代表される進行性疾患を対象としなかった。これらの疾患が高次脳機能障害をもつかどうかという議論によるものではなく、異なる支援体系が必要であろうと考えられたからである。また重度の障害により寝たきりまたはそれに近い状態の症例も同じ理由で対象としなかった。問題は失語症である。これも失語症が高次脳機能障害かどうかという議論ではなく、失語症については当時すでに身体障害者手帳の対象となっていて、訓練に当たる言語聴覚士は国家資格となっていて、訓練プログラムも整備されているという理由で対象としなかった。後年この考え方は改めることになる。

この選ばれた424名の対象者にどの程度の調査が行われたかおおまかに記述しておきたい。まず評価基準班では12の項目をファイルメーカープロというデータベースソフトに入力した。班員の中に優れた助教授（当時）がいて短時間のうちにこの目的のための入力画面をデザインした。話はそこから大きく弾み、登録票を自治体事務局からネットワークを通じて国立リハセンター研究所のPCに送信する仕組みを構築した。後述する訓練調査票や支援調査票についても同様であり、これらはエクセルの形式で収集した。実は2001年という21世紀の始まりの年では役所はどこも1人1台のPCが配布されていない時代で、電子メールの返信が届かないので電話で問い合わせたところ課内には電子メールを受け取ることのできるPCは1台しかなく、必然的にアドレスもひとつしかないので、覗きに行くのは1週間に1回程度ということだった。この事態は危機感を呼ぶのに十分であり、

●総対象者数　424名
　男性　328名
　女性　95名
●登録時平均年齢　33.1歳
　男性　32.8歳
　女性　33.6歳
●受傷・発症時平均年齢　29.7歳
　男性　29.6歳
　女性　30.1歳

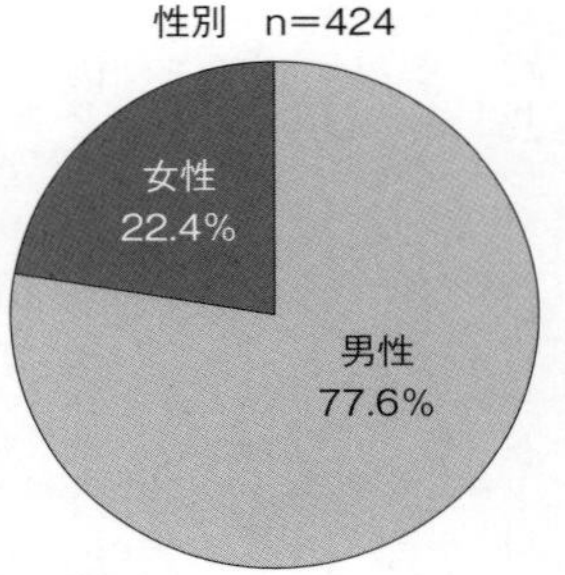

図9　モデル事業の調査対象者

（中島八十一：高次脳機能研究26（3）：263-273, 2006をもとに作成）

自治体の担当課と支援拠点病院には専用ＰＣを導入してもらうことになり、後々あれが自分の職場での電子化元年になりましたとの声を複数の人から聞いた。高次脳機能障害支援モデル事業はこの種のデータ収集では電子化の先駆けになったのではないだろうか。さらにはＰＣのウイルス感染も早々と経験し、筆者が地方自治体から受け取ったメールについたウイルスがはるか中米パナマの外務省在外公館にまで飛んで行ったこともあった。

このようにして収集したデータの集約分析結果は以下のとおりである。

424名の内訳は男性が圧倒的に多く4分の3以上を占める（**図9**）。これには発表当初から症例の集め方にバイアスがかかっているからではないかと疑問が呈された。しかし単純に頭部外傷は男性に目立って多いことの反映に過ぎない。発症時年齢は性別を問わずほぼ30歳であり、調査時点ではすでに約3年が経過していた。これは医学的には慢性期と呼ばれる段階であり、症状は十分に固定していると判断される。高次脳機能障害と呼ばれる症状のうち発症から1年ぐらいの間に目立って軽快するものは多く、発症後数ヵ月の時点で後遺症の程度を評価することは困難である。
高次脳機能障害の原因疾患として、外傷性脳損傷（76％）、脳血管障害（17％）、低酸素脳症（3％）が挙げられ、この3疾患で96％を占めた。他に脳炎や脳腫瘍の後遺症として高次脳機能障害をもった症例が少数いた。年齢層による違いを挙げれば50歳を超えると脳血管障害の占める比率が最も高くなる。これはさらに年齢が高くなれば一層脳血管障害の比率は高くなる。その一方で、20歳代や30歳代においても、もやもや病や脳動静脈奇形によるクモ膜下出血などにより高次脳機能障害をもつにいたる症例が一定程度あり、若年層においても脳血管障害は高次脳機能障害の原因疾患となり得る。

最も多い外傷性脳損傷（TBI）は頭部打撲などの頭のケガにより脳にキズがつくことで、脳挫傷とかびまん性軸索損傷といった用語はさらに細かい分類項目を指す医学用語である。脳血管障害とは脳梗塞や脳出血のことであり、脳卒中後遺症と思えば間違いない。低酸素脳症とは窒息により一定時間脳への酸素供給が絶たれたことによる脳の損傷であり、小児期では確かに水に溺れることは重大な原因となるが、それ以外に喘息による窒息もある。また成人期では心筋梗塞による心肺停止や機械に挟まれて呼吸ができなかったという事故など溺水以外の原因が主体になる。

症状については精神症状と神経心理学的事項を組み合わせて調査対象とした。比率の高い順に3つ挙げると、記憶障害（90％）、注意障害（82％）、遂行機能障害（75％）であり、これらが特に高率であった。また、対人技能拙劣、固執性、依存・退行、意欲発動性の低下、感情コントロール低下は50％前後に見られ、欲求コントロール低下が約30％、抑うつが約20％に認められた。この中でどれかひとつを症状としてもつ症例は81％に上り、これらをまとめて社会的行動障害と名付けた上で4大症状とした。記憶障害、注意障害、遂行機能障害の3症状については、一人の人が3つとも併せもつ率は70%に上り、2つ併せもつ率は12%であり、この群の症例では複数の症状を持つことは一般的であると言えた。また、訓練調査票に記載された障害尺度を用いた重症度評価との比較検討で3大症状はいずれかの有無より複数併せもつことが、より重症になることが明らかになった。

さらに病識欠如により、自分が高次脳機能障害をもっていることを正しく認識することができない症例が60%にみられた。別途述べるとおりで、検討開始の時点で極めて重要な症状であるとの指摘があり調査項目に入れることが決まった。

さて、ここからは現実世界の複雑で難しい点である。高次脳機能障害をもつ人たちを支援しようとすれば見えない障害にどのように対処するのかとイメージするわけだが、原因が脳卒中であったり脳挫傷であったりすれば、運動麻痺を伴うことは普通のことであり、転落事故のように眼・耳といった感覚器の損傷を併せもつことも珍しくはない。実際に身体機能障害や失語症を併せもつ群が半数以上(57%)で、身体機能障害をもたない高次脳機能障害のみである群は半数以下(43%)であった。この事実は高次脳機能障害をもつ人は片麻痺や運動失調などについてもリハビリテーションを受ける必要があるだけでなく、受け入れ施設などでは車椅子でのアクセスなど建築構造上の配慮と肢体不自由としての支援体制が必要である。さらには運動麻痺、失語症、感覚器障害はいずれも身体障害者手帳の交付対象であり、精神障害とは一線を画する。

また、幻覚・妄想などのいわゆる精神症状が強くて精神病院などで治療を必要とする症例が約3%あり、このような症例では精神科と他の診療科が連携することは絶対的に重要である。

知能面では重度の認知症に近い症例（知能指数50以下）が約9%あった。ここで特に知能指数について触れておくと、おおまかには知能指数が低いほど重症度が高くなる、すなわち障害程度が重くなる傾向がある（**図10**）。しかし、知能指数が120以上でありながらまったく就学や就労が不可能といった症例に代表されるように、知能指数が高くても就労や就学が難しい人がいることを強く認識する必要があり、この点で高次脳機能障害をただちに認知症と同列におくことはできない。その理由は社会的行動障害が強ければ知能指数が高くても社会生活は困難になることによる。よく耳にする長谷川式簡易知能評価スケール（HDS－R）（30点満点）を実施した213名のうち、26点から30点の間に94名（44%）がいて、このテストに限っては正常と判定されている。満点だったから高次脳機能障害がないとは決して言えないのである。ここが認知症と異なり高次脳機能障害の特異な点である。

FIQ ＼ 障害尺度	3	4	5	6	7	8
40～49			2			
50～59		1	3		1	
60～69		4	5	1	1	
70～79			3	4	1	
80～89		6	5	4	2	
90～99		1	6	6		
100～109			2	2		2
110～119			1	2	3	
129～129				1		
		重度		中等度	軽度	

（単位：人数）

図10　知能指数と障害尺度

　高次脳機能障害をもつ人に用いられている機器を用いた検査法は圧倒的に画像診断が主体をなしていて、MRIまたはCTであった。当時にあっても両者のいずれかであれば100%の使用率であった。モデル事業で病院に所属する対象者の画像診断に限って所見をまとめると、MRIまたはCTで器質的脳病変が検出された症例が全体の88%であり、12%で所見が得られなかった。12%という数字は高次脳機能障害者の絶対数を考えたときに、決して少なくない数字であり、これを専門的に取り扱う施設で所見の得られない症例に遭遇する可能性は高いと考えられた。この点は今日なお続いている問題ではある。

間違ってはならないのは、最初から見えなかったとは限らないことである。時間が経過すると、特にCT検査では見えていた脳のキズがだんだんと影が薄くなって見えなくなってしまうことにある。見えなくなるということは治ることを意味せず、画像上影が薄くなるということである。また当時も今もそうであるが、高次脳機能障害の診断のために病院を訪れる人たちの中には10年前に頭を打ちましたという例は普通にあり、20年前、30年前という例も稀ではない。画像診断で得られた所見から高次脳機能障害の発症を直接説明できる症例が全体の85%であり、説明できなかった症例は15%であった。局在診断にこだわるとキズの部位から高次脳機能障害は考えにくいとなる例も生じ得るので慎重な検討を要する。

これらの諸データを基にして高次脳機能障害診断基準（**表1**）が作成された。この診断基準作成は何をおいても当該障害者の障害者手帳取得のためであり、既存の制度との整合性は当然強く意識された。従来から器質精神病に係る規定があり、それで読めなくはないものの現実には適用されないことから新たに診断基準を作成した。これで「高次脳機能障害者とは誰のことか」という疑問に答えたことになった。

「高次脳機能障害」という用語は、学術用語としては、脳損傷に起因する認知障害全般を指し、この中にはいわゆる巣症状としての失語・失行・失認のほか記憶障害、注意障害、遂行機能障害、社会

表1　高次脳機能障害診断基準

診断基準

Ⅰ．主要症状等

1. 脳の器質的病変の原因となる事故による受傷や疾病の発症の事実が確認されている。
2. 現在、日常生活または社会生活に制約があり、その主たる原因が記憶障害、注意障害、遂行機能障害、社会的行動障害などの認知障害である。

Ⅱ．検査所見

MRI、CT、脳波などにより認知障害の原因と考えられる脳の器質的病変の存在が確認されているか、あるいは診断書により脳の器質的病変が存在したと確認できる。

Ⅲ．除外項目

1. 脳の器質的病変に基づく認知障害のうち、身体障害として認定可能である症状を有するが上記主要症状（Ⅰ－2）を欠く者は除外する。
2. 診断にあたり、受傷または発症以前から有する症状と検査所見は除外する。
3. 先天性疾患、周産期における脳損傷、発達障害、進行性疾患を原因とする者は除外する。

Ⅳ．診断

1. Ⅰ～Ⅲをすべて満たした場合に高次脳機能障害と診断する。
2. 高次脳機能障害の診断は脳の器質的病変の原因となった外傷や疾病の急性期症状を脱した後において行う。
3. 神経心理学的検査の所見を参考にすることができる。

なお、診断基準のⅠとⅢを満たす一方で、Ⅱの検査所見で脳の器質的病変の存在を明らかにできない症例については、慎重な評価により高次脳機能障害者として診断されることがあり得る。
また、この診断基準については、今後の医学・医療の発展を踏まえ、適時、見直しを行うことが適当である。

（牛山武久編，中島八十一著：高次脳機能障害者支援の手引きⅠ．国立身体障害者リハビリテーションセンター，所沢市，2006より引用）

的行動障害などが含まれる。
一方、平成13（２００１）年度に開始された高次脳機能障害支援モデル事業において集積された脳損傷者のデータを慎重に分析した結果、記憶障害、注意障害、遂行機能障害、社会的行動障害などの認知障害を主たる要因として、日常生活及び社会生活への適応に困難を有する一群が存在し、これらについては診断、リハビリテーション、生活支援等の手法が確立しておらず早急な検討が必要なことが明らかとなった。そこでこれらの者への支援対策を推進する観点から、行政的に、この一群が示す認知障害を「高次脳機能障害」と呼び、この障害を有する者を「高次脳機能障害者」と呼ぶことが適当である。その診断基準を定めた。

モデル事業で作成されたこの高次脳機能障害診断基準は現在そのまま障害者手帳申請、障害年金申請、診療報酬に使われている。そこで逐条的に解説する。この前文は医系技官で当時の障害保健福祉部企画課課長補佐が物したもので、けだし名文である。その前文にあるように、高次脳機能障害と言えば失語・失行・失認に代表されるように、大脳皮質の損傷に起因する巣症状のことを指すと一般的には理解されていて、これに誤りはないがすべてを含んでいるとは言い難い。高次脳機能障害をもつ人たちとは、巣症状のようにかなり限局した領域の損傷で説明される高次脳機能障害をもつ人ばかりではない。認知機能の説明図（**図3**）をもう一度見て頂きたい。失語・失行・失認をもつ人たち以外にも、記憶、注意、遂行機能など認知機能の中核に位置する機能の障害が社会的行動障害など問題ある行動を発現することで日常生活や社会生活が困難に陥っている人たちがいて、医療・福祉サービス提供の観点からは一定の群をなしていることから、この人たちを対象者とする診断基準作成が必要であるとされた。認知障害という用語は普遍的なものであり、どのジャンルの認知機能障害にも通じることを意識して使っている。

Ⅰの主要症状等の項目には2つの事項が挙げられている。第1項は脳の器質的病変の原因となる受傷や発病の事実が確認できることが必須であると書かれている。器質的病変とは、構造物としての脳に加わったキズのことである。この受傷や発病の事実とは、一般的にはこの器質的病変を生じた疾病名とそれが生じた日時を特定できることを指す。先天的ではないので出生日が発症日ということはない。第2項には、記憶障害、注意障害、遂行機能障害、社会的行動障害などの認知障害によって日常生活または社会生活に制約が生じていることが書かれている。これらの認知障害が実際に生活の上で困ったことを引き起こしているということが診断のポイントであり、診察や神経心理学的検査の結果としてその有無だけを問うているわけではない。

Ⅱの検査所見では、前段で述べたように脳にキズがついていることを、機器を用いた検査によって確認できることが必要であることを示している。機器にはMRI、CT、脳波などと書かれているが、もちろんPETやSPECTであっても構わない。高次脳機能障害の発症の原因となった器質的脳病変がこれらの機器により確認されれば良い。外傷性脳損傷のうち、びまん性軸索損傷（広範性軸索損傷）は時間の経過とともに画像から所見を得られにくくなる傾向にあり、小出血痕などの間接所見にその事実を依存することもある。そもそもCTでは最初から所見が得られないことが多く、MRIの初期所見は重要である。しかし救急の現場では検査の特性としてCTが最初に使用される現実がある。そのようなことから障害者手帳申請時の画像診断が陰性であっても、過去の発症時点での検査で器質的病変が確認されていたとの診断書があれば、脳の器質的病変が確認できたとすることができる。加えて、器質的脳病変が検出されても高次脳機能障害の発症をその病変による局在症状として説明できない症例では、そのような器質的脳病変を生じるような頭部外傷が実際にあり、その頭部外傷を契機に高次脳機能障害を生じたと判断できれば、このような症例も診断基準のこの項目を満たす。

Ⅲの除外項目は、この診断基準を行政の現場で使用することを想定して作成された事項であり、重要である。第1項に「脳の器質的病変に基づく認知障害のうち、身体障害として認定可能である症状を有するが上記主要症状（Ⅰ－2）を欠く者は除外する」とあり、難解である。失語症を例にとれば「失語は学問的には脳の器質的病変に基づく認知障害であるが、身体障害者手帳の対象であるため、失語単独であるならば除外する」と読み替えることができる。失語症は以前から身体障害者手帳の対象となっていて、言語聴覚士のような国家資格をもった専門職が訓練に当たることができることから、この診断基準では除外項目となっている。しかし、失語症があっても日常生活や社会生活を困難にしている理由がこの診断基準にある認知障害のほうにあるならば、高次脳機能障害として診断されることには問題はない。その場合には身体と精神の2つの障害者手帳を所持することが可能になる。第2項は、高次脳機能障害の原因となる疾病の発症日以前から同様の症状をもっている症例は除外し、発症日以前から確認されている画像診断上の所見は診断根拠に含めないということである。第3項にある疾患群のうち、発達障害およびアルツハイマー病に代表される認知症（進行性の神経変性疾患）はそれぞれ別の支援体制が組まれるべきであるという観点から除外項目に入れられた。

Ⅳの診断の項目では、ⅠからⅢまでの項目すべてを満たしたときに高次脳機能障害であると診断するとなっていて、その診断を行う時期を定めている。この診断基準で定める高次脳機能障害では原因疾患が外傷性脳損傷、脳血管障害、低酸素脳症などであり、それらの発症日以降のかなりの日数にわたって意識障害が続く症例が多いと考えられる。意識障害が前景に立つ時期においては、高次脳機能障害を診断することは臨床医学的に困難であるばかりか、診断を誤ることにつながりかねない。そこで、第2項では頭部外傷であるならば意識障害や通過症候群などの急性期特有の症状から離脱したのちに高次脳機能障害の診断をなすべきであるとしている。第3項では神経心理学的検査を参考にすることができるとあり、適切な神経心理学的検査を実施した場合では、その検査結果を診断の際に活用し得ることが示されている。神経心理学的検査が必須事項になり得なかったのは、診断基準作成当時にあっては、知能検査を除くと注意障害や遂行機能障害などの検査法は全国で同じ検査法が同じ要領で実施されているとは言えなかったことによる。

このように診断基準を満たした人を高次脳機能障害者と呼ぶ。補足として2つの項目が付けられている。ひとつは既述のとおり、診断基準のうちⅠとⅢの項目を満たす一方で、脳の器質的病変の存在を明らかにできず、Ⅱの検査所見の項目だけを満たすことができない症例については、高次脳機能障害者として診断されることがあり得ることを示している。この点は後に軽度外傷性脳損傷（ＭＴＢＩ）の項目で詳述する。もう一つでは、科学の進歩に伴い適切な診断法の開発が予想されることと、障害者福祉行政で制度見直しがあり得ることから、この診断基準が適切に改正されることを見通している。

この診断基準の最も大きな特徴は、そのような症状があるかないかではなく、それによって生活に困難が生じているかどうかの評価を診断の中心に据えている点にある。神経心理学的検査をしたら注意障害があるということがわかったというだけでは不十分で、それによって生活に困難を来しているかどうかが常に評価されなければならない。よくあるタイプの質問は、色彩失認があるのだが、これは高次脳機能障害の診断基準に合致するかといったもので、認定の可否はその人の生活がどれだけ毀損されているか次第である。

この診断基準について厚労省は日本精神神経学会、日本脳神経外科学会、日本リハビリテーション医学会、日本失語症学会（現・日本高次脳機能障害学会）等に諮問し、内容について合意するとの回答を得た。これらの回答とは別に脳神経外科学会からはモデル事業全般にわたる見解が寄せられたので巻末資料5として掲載する。これにより2004年に国立身体障害者リハビリテーションセンターの設定者名で正式に診断基準とされ、精神障害者保健福祉手帳取得の際に用いられることになった。この診断基準ができあがったところで厚労省は記者会見を開いた。奇しくも参院で西川きよし議員の質疑に応答に立った村木厚子氏がその当時の社会・援護局障害保健福祉部企画課長であり、氏により広く社会に公表された。その後、これを掲載した『高次脳機能障害者支援の手引き』（参考文献9）に厚生労働省社会・援護局障害保健福祉部が名前を連ねることでオーソライズされた。

さて精神障害者保健福祉手帳（以下、精神障害者手帳）を申請することについてはモデル事業当初から多少の異論はあった。精神障害者手帳ということになると嫌がって誰も取りませんよといった指摘である。確かに利用できるサービスがなければ烙印を押すだけであるという言い分はわからない訳ではないものの、これまでの法令との整合性ならびに国会答弁等を通じて高次脳機能障害を精神の領域として取り扱うことは自然の流れであった。ある程度支援体制が整いつつある今日において、高次脳機能障害を理由に精神障害者手帳を取得し、加えて障害年金でも精神障害として申請が普通に上がってくることを思うと隔世の感がある。診断基準制定よりずっと後になって、当事者に精神の手帳は嫌かと訊いたことがあるが、それでサービスが受けられるなら何も問題ありませんという回答が返ってきたこともある。しかし精神の手帳だからと敬遠する人が今日なお居ることもまた事実である。

精神科を受診しなければどうにもならない事例が3％あると既述したとおり、現実に精神科医療は不可欠である。一方で、精神障害者手帳申請診断書を書くことのできる医師は精神科に限らないとする方向で進んだ。これはモデル事業以前にあっても、てんかんを主疾病として精神障害者手帳を申請する際の法令上の約束事であった。ここでは意識に薄かったのだが、障害年金申請のための診断書は旧来から精神科医に限定されていて、その後もしばらくはその状態が続いていた。地方拠点病院からの苦情によりそれを知り、社会保険庁（当時）に非公式に尋ねたところ、運用をかなり地方組織に委ねていることから即座に変更することは困難ということであり、この時点では解決を見なかった。以来17年を経てこの診断基準は国際疾病分類第10版（ＩＣＤ－10）と整合性を保ちつつ何ら変更を加えることなく使用され続けていて、障害者手帳のみならず保険医療での診療報酬や障害年金の申請にも使われている。

一方、高次脳機能障害に関する社会保障制度には障害者手帳以外に、労災保険による障害給付、自賠責保険による障害給付があり、それぞれの診断基準がこの診断基準に相前後して制定されていった。それぞれ高次脳機能障害という用語の使用については微妙に異なる定義を用い、用いる診断書の書式も異なっている。当然ながら自賠責保険では原因疾患が交通事故に伴う外傷性脳損傷に限定されている。また当時、画像診断の所見を必須とする点では自賠責保険と労災保険では共通していたが、物事の制定にあたって客観性を重んじるという点で正しい判断であった。ただし、それぞれの制定にあたっては見識のある医師・医学者が加わり慎重に作成されたということでは良し悪しを論じるようなものではない。

それではこのモデル事業で作成された診断基準に則って高次脳機能障害者と診断される人が何人いるか調査するという作業は極めて重要であった。何よりも行政的に物事を考えようとすれば対応する専門職の数の点でも予算面からいってもこの数字なくして何事も進められない。1998年に東京都はすでに当時の考え方に基づいて都内の高次脳機能障害者数を調査した。その結果、東京都に高次脳機能障害は約4万9500人いて、毎年約3000人の発症をみていると報告された。この調査は渡邊修という一人の医師が都下の障害者をすべて診察することによるという驚異的な均質性を誇るデータである。この数字から全国に高次脳機能障害者は約50万人いて、毎年約3万人が発症していると推測された。しかしこの調査での対象者は年齢に制限を設けず、症状の重症度に係りなくすべての症例を網羅していることに注意が必要である。年齢構成として60歳以上が3分の2を占め、原因疾患としては脳血管障害が最多であり、TBIがそれに続いた。

モデル事業開始以降では、高次脳機能障害とはどのようなものか共通認識をもった上で大阪府は平成13（2001）年度に府下の実態調査を行い、また広島県は平成15（2003）年度に県下の実態調査を行った。これらのデータを集約して高次脳機能障害者は全国で28万人、65歳以下に限れば6万

6400人という数字を得た。そこで約30万人として公表された。一方で、就労や就学を念頭において年齢および重症度を考慮した調査も実施された。2007年から08年にかけて福岡県で実施された調査では、調査対象者を診断基準に合致するという条件だけでなく、年齢を6歳から69歳に区切り、リハビリテーションにより社会復帰が可能な障害程度をもつ者に限った。その結果、このような高次脳機能障害者は全国に約6万8000人いて、年間約2900人（人口10万人当たり2・3人）の発症をみると推計した。原因疾患別ではTBIが最多で40％であった。特に6歳以上20歳未満の高次脳機能障害者は全体の5・2％を占め全国で8000人前後と推計し、今後の取り組みとして重要視している学校への復学を目標とする未成年者の実数に初めて言及することができた。

診断基準に合致する高次機能障害の原因疾患として、ほぼすべての症例で外傷性脳損傷、脳血管障害、低酸素脳症、脳炎、脳腫瘍術後のいずれかに該当する。種々の調査では共通して50歳代以降は脳血管障害が外傷性脳損傷を上回り、年齢が長じるに従って脳血管障害の比率は高くなる。したがって、全年齢層で考えれば脳血管障害が最も多い原因疾患であり、50歳未満ではTBIが最も多いと結論付けられる。

参考の数字として挙げておけば、このモデル事業当時の米国では毎年140万人がTBIを発症し、そのうち5万人が死亡、23万5000人が入院している。0歳から14歳までの年齢層が約3分の1を占めている。原因として転倒が最も多く、0～4歳と75歳以上で最も多い。同時期の英国では毎年100万人が頭部外傷を受傷し、13万5000人が入院した。英国内には16～74歳の年齢層に50万人のTBIの既往をもつ人がいる。85％は軽度、10％が中等度、5％が重度であった。男性に多く、平均余命は普通である。本邦との比較でいえば高次脳機能障害で悩む人は頭部外傷ばかりが原因ではないので、モデル事業の開始の段階でその他の原因を調査対象にしたことは正しかったと振り返る。

5　高次脳機能障害と診断した事例

ここで実際の事例をモデル事業で集積された事例集の中から見てみたい。最初は評価基準班で高次脳機能障害の診断基準を作成するために収集された2事例である。

■事例1　前頭葉損傷によって知能・注意・記憶・遂行機能に問題を認めず行動・人格障害を示した事例

A．事例の概要

・対象者：男性、30歳代　所属：市立病院　原因疾患：頭部外傷

・障害の内容：高次脳機能障害のみ

・障害者手帳：精神保健者保健福祉手帳２級

B．受傷時期、状況、経過

2005年3月24日自動車運転中に正面衝突、救急車で市立病院に救急入院。初診時、意識障害有りJCS100レベル（痛みを与えると払いのけ動作をする）。頭蓋骨骨折と両側大脳前頭葉に脳挫傷が確認され、脳外科で手術をせずに保存的に加療された。1ヵ月後の時点で軽度の意識障害と通過症候群により暴れたりした。2ヵ月を過ぎた頃には意識障害はなくなり精神症状も改善し穏やかになったが、家族によれば受傷前に比べて、多弁、こだわり、喜怒哀楽が激しくなり、脱抑制状態が続いた。4ヵ月後にリハビリテー

ション科に転科し、その2ヵ月後に退院した。以後脳外科外来で経過観察となった。
C．事故から8ヵ月後の外来診察記録（退院して2ヵ月後）
所見：意識清明。礼儀正しく対応し、一見 普通の成人男性のような印象をうかがわせる。本人は自分の障害に関して、「頭が悪くなった」と言い、その理由を物事を思い出すことができないからと述べる。反面、入院中に暴言を吐いたり無断外出を咎められたことについては「そのようなことはありません」と答えるのみである。診察前に妻を伴って院内の売店に行った際には店内で踊りを始めたり、それを見ていた他人に「何を見てるんだ」と怒鳴ったりした。家では誰に対しても踊りながら返事をし、テレビに向かって暴言を吐いたりする。何か用事がある時には相手の状況をまったく考慮することがなく、例えば用足しのために他人が使用中のトイレの前でずっと待っていることさえある。ゲームをすると加熱してしまい、常に相手が止めようと提案して終わる。

しかし診察場所では、自宅での様子をうかがわせるような行動はない。本人に今後どのような生活を希望するかと尋ねると即座に元の会社で同じように働きたいと答える。本人を外して妻に同じように質問すると、家では自分が我慢すれば済むことだがとても会社でやっていかれるとは思えない。他人と喧嘩して1時間だってもたないでしょうと答える。
D．受傷後8ヵ月での神経心理学的検査
・知能指数 WAIS－R：VIQ113、PIQ110、FIQ112 平均以上
・記憶機能：生活健忘質問紙では昨日・数日前の記憶がない。一方で、物の置き忘れ、物をしまう場所などは誤ることがない。当初、記憶の代償手段として何でも書きつけておくメモリーノートの自発的使用は消極的だったが、今はメモリーノートを常に携行し、記憶の点では大きな問題を生じなくなっている。

・注意機能：検査上は正常範囲内であるが生活上では落ち着いてひとつのことに集中する様子は見られない。
・遂行機能：検査上は大きな問題は認められない。しかし日常生活では効率のよい行動がとれず、時間がかかることがある。
・検査のまとめ：従来の神経心理学的評価では、記憶に問題があったことははっきりしているものの適切な代償手段を身に付けることで支障は最小限に抑えられた。

著者コメント：この事例の行動に関する記述を見ればとても大変なことが起きていることは誰の目にも明らかである。知能は平均を上回り、その他の検査からは生活がどこまで深刻になっているかはうかがい知れない。記憶障害は改善し、注意、遂行機能といった認知機能もほぼ問題がないところから、継続的な認知リハの対象にはならない。反面、丁寧な生活状況の聞き取りにより脱抑制による行動障害が目立ち、そのために生活が著しく毀損されていることが明らかになり、精神障害として手帳が交付された。妻はとても会社に戻ってやっていかれるとは思えないというが、本人はやっていかれると半ば自信ありげに述べるのが常であり、これは病識欠如である。障害者手帳の交付まではたどり着けても実際に職業訓練ができたかと言えば居住地では困難であり、県中央で実施されたモデル事業のなかで実施することが決められた。

■事例2　軽症のため見過ごされていたが、家庭不和をきっかけに神経心理検査等が行われ高次脳機能障害と診断された事例

A. 事例の概要

・対象者：女性、40歳代　所属：県立病院

・原因疾患：頭部外傷とそれに伴うくも膜下出血

・障害の内容：身体障害および高次脳機能障害

・障害者手帳：なし

B. 受傷時期、状況、経過

2008年6月3日、自動車運転中に衝突事故を起こし頭部を打撲した。来院時意識レベルJCS300（痛みにまったく反応しない）で、昏睡状態にあった。頭部CTでは外傷性くも膜下出血が認められた。保存的治療により、12時間後にはJCS3（自分の名前・生年月日が言えない）まで回復した。以後順調に病状は回復し、入院より2ヵ月で退院となり、後遺障害なしとみなされていた。

C. 事例の生活上の問題点

退院後は、外来通院していて、経過順調と思われていた。ところが、退院後3ヵ月頃より漠然と生活に不安を訴えるようになり、抗不安薬を処方された。退院後5ヵ月頃に、本人が家庭内の不和を病院スタッフに打ち明けたことをきっかけに、担当医が聞き取りをしたところ、事故以前には普通にできていた家事やスポーツが事故後うまくできなくなっただけでなく、夫から家事をさぼっているのではないかと言われるようになり、夫婦関係がぎくしゃくしていると述べた。

D. 受傷後5ヵ月での診察所見

・神経心理検査　WAIS－R：PIQ114、VIQ89、FIQ100、HDS－R：27/30点
知能指数は平均値にあったが記憶、注意、遂行機能については検査上わずかに標準値を下回った。

・画像検査：MRIでは右側頭葉先端部の小さな脳挫傷と微小出血痕が認められた。

E．医療的対応と経過：この事例では軽度の高次脳機能障害があり、そのために日常生活でできないことの説明が本人と夫になされた。脳のケガが原因であると明確にしたことで、本人は自信を取り戻し、時に生じる物忘れにはメモを活用することで適切に対応することができるようになり、さらには職場の理解が得られて復職も可能となった。その結果、夫婦間の不和も解消するに到った。

著者コメント：これは医療関係者の慧眼により本人に機能障害が生じていたことを見抜いた事例である。この記録を事例集に見出した時には担当者に敬意を表したい気持ちになった。この事例では知能検査をはじめとして各種検査では数字自体はそれほど低くはなかった。低下という表現は本当のところでは以前のデータがなければ使えないのである。それでも高次脳機能障害があると診断した後に特段の福祉制度を利用することなく落ち着いた生活を取り戻すことができた経験は、高次脳機能障害という視点で事例を観察することの重要性を強く訴えている。それればかりではなく、生活上の困難は認知機能により生じるばかりではなく、二次的に複雑な人間関係によっても困難を極めて行き得ることを示している。夫婦が互いに後遺症がもたらした症状であることを認識することで関係を破綻させずに済んだことは強調されてよい。

6 高次脳機能障害が示す症状と行動の解説

高次脳機能障害診断基準ができたところで、記憶障害、注意障害、遂行機能障害、社会的行動障害が主要症状と決まった。それぞれについてどのような行動の問題につながるのか概覧するとともに対応についても考えてみたい。加えて主要症状には含まれていないが6割の事例で見られる病識欠如(自己意識性の障害)は大切な事項であることから改めて項目を立てたい。

A. 記憶障害

【症状】

記憶とは物事を覚えて、それを貯蔵し、それを取り出すという一連のはたらきを指す用語である。そのどれもが記憶の障害となるが、物忘れとして健忘という用語もよく使われる。この健忘については、前向性健忘と逆行性健忘の2種類があり、頭部外傷やクモ膜下出血の症例で、疾病が起こった日より過去のことを忘れてしまって思い出せないことを逆行性健忘と呼ぶ。かつては覚えていたことを失うのである。また、その時点から新たにものを覚えられないことを前向性健忘と呼ぶ。午後には午前中の出来事を思い出せないといったことである。

頭部外傷を例に取ると、頭を打った日から逆算して1日前、2日前、1ヵ月前、1年前と以前の出来事をたどってゆくと昔の出来事ほど良く思い出すことができ、頭を打った日に近い出来事ほど思い出せない。外傷の程度が重症であるほど思い出すことのできる期間がだんだん過去に向かって長くなる。逆行性健忘で1年前のことは忘れたけど、昨日のことは覚えているというようなことは決して起きない。健康な人で遠い過去の出来事ほどはっきりと思い出せないのとは決定的に異なる。

一方、前向性健忘では回復するに連れて記憶が残るようになっていくけれども、事故当初のことは思い出せない。したがって、事故当時に重篤な意識障害があり、いわゆる昏睡状態にあった事例では一般的にはPTSD（心的外傷後ストレス障害）を遺さないとされている。その事故自体を覚えていないので心理反応が起きようがないからである（注：米軍イラク帰還兵のなかには砲弾破裂による頭部打撲の結果PTSDを遺した例が例外的にあり、それ以前に常にそのようになるのではないかという恐怖感を持ち続けていたことによるという説明がなされている）。

【行動上の問題】

記憶障害がある人と一緒に生活すれば、今朝のことなのに覚えていないとか言ったはずなのに忘れているといったことで気付かれ、そのような「できないこと」を記憶障害に結びつけることは容易である。また「できないこと」が一般には見えない障害である一方で、目に見える「見慣れない行動」が現れる。「見慣れない行動」とは、ささいなことかもしれないが周囲の人があれっと思うような普通ではない行動であり、問題行動となる場合もある。例えば、何度も同じことを尋ねたりすることは良く見られる行動で、これも頻繁になると周囲の人にうるさがられて摩擦を生じる元になる。記憶障害があると、実は当人もその点でとても不安をもち、何度も尋ねたり、忘れないうちにということで思いつくままにしゃべってしまうということが起こりがちである。ありもしないような見え透いたウソで一日の出来事を語ったとしたらどうだろうか。忘れてしまった部分を取り繕うために、ウソを交えて話をするというようなことが生じ､これを作話と呼ぶ。人をだます目的でウソをつくのではなく、記憶が欠落した部分を補うために架空の話の挿入で取り繕うためで、記憶障害をもつ人では普通に見られ認知症でも同様である。しかし聞き手を不愉快にするだけでなく信頼を失う。

このような「できないこと」を陰性症状、「見慣れない行動」を陽性症状と呼ぶことができ、認知症での中核症状と周辺症状になぞらえることもある。肝要なのは記憶障害自体を良くするには時間が経ちすぎていて困難であるとしても、適切な対応で問題行動になることを減らすことが可能な点にある。

【対応】

一般に高次脳機能障害の各症状は、発症から1年以内で目に見えた回復は終了し、その後の回復は緩やかになることから、社会復帰を考えるころには機能の回復よりも機能代償や環境整備に主眼が置かれる。家庭に戻ってから記憶を良くするための訓練は多くのことを望めず、人によっては「やればできる」という訓練自体がストレスになり、日常生活を平穏に過ごすための妨げになることもある。

何度も尋ねたり、思い付きをすぐに口にしてしまうことが障害による不安に基づいていることを周囲が共通して知ることが大切である。逆にうるさいとかもっと良く考えてと言い返したら、障害者との関係は破綻に向かう。本人にメモすることを促すことが最善で、メモリーノートと呼び、この辺りは今日のセラピストであればよく心得ているので率直に相談するのが一番である。

B. 注意障害

【症状】

注意障害というのは高次脳機能障害のうちでは非常に重要な位置を占めている。注意障害があるとあらゆる認知機能に悪影響を及ぼし、結果として実生活のあらゆる面での能力低下をもたらす。

注意はとても難しい概念から成り立っているが、一般に使用する「注意集中」とか「何かに注意を向ける」といった表現に相当すると考えて差し支えない。注意の障害がどのようなものかその目で日常生活を観察すれば、注意の持続が悪く長い時間物事に集中できない、しかもすぐに疲れてしまうといった出来事に気付く。

いくつかあるもののなかから選ぶことも注意の働きで、障害されると細かい一覧表から目的の事項を探すのが苦手になり、大きな駅のバスターミナルで新宿駅東口行き、新宿車庫行き、新宿区役所行きなど似たような行先が並ぶとどれを選択するのか混乱が生じる。

注意障害のいろいろな側面を神経心理学的検査で評価するわけだが、記憶障害と同様にある程度までは回復しても時間が経つと固定化して、それ自体が良くなるということはなくなる。

【行動上の問題】

症状で述べたように、注意障害に基づく本人の行動特性は疲労しやすいことに集約されるといっても過言ではない。したがって、ひとつの作業を行うにあたりうんざりしたというような言動としぐさが目立ち、不適切な場であくびをすることも日常のことである。そればかりかわずかな妨げにしかならないような雑音や気を散らすような要因に向けて怒鳴り声を上げたり、場合によってはそれが元で周囲の人間とケンカになる。

このような行動上の問題が注意障害に起因して生じているとは神経心理学的検査の得点だけでは通常理解できない。注意障害による行動の問題がこのようなものであると知ることが第一である。その目で見るということである。

【対応】

注意障害の特徴は疲労しやすいことにあるので、作業を例にとれば時間を短く区切ることに尽きる。早く終わりたいという要望に、「もっと頑張れ」みたいなことを言ってみても無駄に終わるだけでなく、新たな摩擦を生じることに終わる。疲れることは本当に疲れているのであって、周囲の人が健康な人と同じセンスでこのぐらいなら大丈夫というのは通用しない。休憩をこまめにとることばかりでなく、ひとつひとつの工程を細かく区切り、2つや3つのことを同時に進めるような作業内容にしないことは就労場面では大切となる。また、勤務回数も1日おきというように減らすことも必要である。

注意障害も含めたいろいろな高次脳機能障害の諸様相に向けた適切な対応というのを後述のいきいき練馬という作業所での職員の申し合わせから見て取っていただきたい。注意障害そのものが良くなることがない慢性期になったとしても、これら行動上の問題は対応可能であることを豊富な経験を通じて生き生きと伝えている。

C. 遂行機能障害

【症状】

遂行機能障害は別途、実行機能障害とも訳し、物事を実行できないというほうがしっくりするかも知れない。物事の段取りを立てることができなくなり、その結果として実行できなくなる障害である。遂行機能もいくつかの構成要素があり、それなりに複雑である。日常生活のなかで見れば、おおよそ朝起きて大ざっぱであっても今日一日を想像して何をするのかイメージをつかむことから始まり、大概の人は概ねそのように行動する。これが遂行機能であり、これがさっぱりできないことで、いちいち他人に指示してもらわないといけない。ところが指示してもらえばできる。調理や工作などの作業現場ではどのような手順でいくかを自分で決めるのは難しい。一方で、手順を自ら決めて作業を行うことが苦手でも、他人からの指示や、手順書のような手引きがあれば実行できる。今日的にはスマホを通じて指示をもらい、個人的にスケジュール管理ができる。しかし予定外のことが起こると途端に対応不能に陥る。

【行動上の問題】

いろいろなことができるはずであるのに自発的に何かをしようとはせず、指摘をすると不愉快そうに指示を待っているのだと言い張ったりする。言われれば言われたようにはできるのだが、言われた通りにしかできず応用や融通は利かない。

なぜやらないのだと言おうものなら今やろうとしていたのにと言い返すなど、子供と同じような幼稚な対応を見せることもあり、以上のような光景が遂行機能障害の典型的な問題ある行動である。他人との摩擦の要因になり得ることは言うまでもない。

【対応】

このような傾向が見られたら病院での神経心理学的検査を確認して遂行機能障害があるのかどうか、あればその程度はどうであるのか確認し、周囲の人が共通してこのような障害があるということの認識をもつことが第一である。遂行機能障害をもつ者は適切に指示すればかなりの作業ができ、家庭であれば日常生活をかなり円滑に送ることができるようになる事例もある。例えば、1日のスケジュールを自分で組むことができなければ家族や支援者が作成し、それをきちんとメモにして渡すなり、スマホに入力する。作業手順を見て何か作ることができるなら、それを作成し見やすいように提示する。要領がわかれば専門家でなくとも適切な対応が可能になる。

D. 社会的行動障害

【症状】

社会的行動障害には、対人技能拙劣、依存性・退行、意欲・発動性の低下、固執性、感情コントロール低下など2桁に及ぶほどの多岐にわたる症状が含まれる。すでに述べたとおりで、記憶や注意に問題があっても他人とのいざこざは生じやすい。したがって高次脳機能障害はすべてが社会的行動障害ではないかという疑問に対しては、ある意味そのとおりだといえる。

用語を一通り説明すると、対人技能拙劣とは他人の気持ちを思いやりながら一緒に作業することが難しいことである。依存性・退行はそのまま他人への依存的傾向が強まり、親に頼る子供みたいな行動を見せることを指す。意欲・発動性の低下（アパシー）は何事によらず何かを自発的にしようとはせず、それでいてうつ状態が伴っていないことが特徴である。固執性とはこだわりのことで、ひとつのことから離れられなくなり、ずっとそのことを続けていることで、しばしば観察される。感情コントロールの低下は、すぐにキレたり、ささいなことで怒り出すことで、理由もなくということではなく大概は大騒ぎするきっかけがあり、それに対する過剰な反応である。性的逸脱行為もしばしば経験される。抑制が効かないために生じる障害のひとつで、度が過ぎると他人から訴えられかねないので、加害側と被害側のどちらにも目配せが必要である。

社会的行動障害を脳機能の面から整理すると、ひとつは脳の特定部位が損傷された必然の結果として直接的に行動障害が出現する場合である。直接脳損傷に基づく社会的行動障害の精神医学上の分類としてアパシー、脱抑制、常同性反復性強迫行動などの項目が挙げられる。いずれも前頭葉の損傷を主たる要因で生じてくる。例えば意欲・発動性の低下はアパシーの現れと考えることができ、感情コントロールの低下は脱抑制のためであると説明されたりする。あるいは人格変化に伴って他人には受け入れがたい行動を取るようなこともある。

次いで記憶障害などのように、周囲の人とうまくやっていくことが困難なことで摩擦が生じ、心理社会的に2次的な障害が出現する場合である。このような場合、環境次第で虐められたり阻害されたりしたことで大暴れするようなこともあれば、反面周囲の受け入れが良くそれまでの大騒ぎがすっと治まってしまうこともある。

いずれの場合でもこの種の障害を主体とする事例では、知的能力が保たれていて知能検査で正常であることは普通であることから、認知症とは異なる対応が必要となる。

【行動上の問題】

何と言っても社会的行動障害の名のとおりで、社会に出て初めて気付かれるという症例が多いことを知る必要がある。明らかに重度の場合はともかくとして、入院中の生活のようにすべてを看護師により支援されている間はほとんど問題なく過ごしているにも拘らず、退院後に初めてこれはおかしいと気付かれるのがこの障害である。

また、家庭にいる間はそれほどでもなかったが、職場に出て初めて問題として発覚することもある。これらはその時になって発症したのではなく、環境に応じて問題が顕在化したといえる。再入院して看護師支援下の生活になったら、また何の問題もなく過ごせたという症例も珍しくない。

【対応】

社会的行動障害は一般に退院後の生活において顕在化することから、それ自体が後遺症だということに気付き専門のセラピストによる環境の整備が重要である。専門のセラピストとはここでは専門職としての職種にかかわらず高次脳機能障害者への対応経験が豊富な者を指す。

感情コントロールの低下により大暴れするという出来事は、丁寧にその状況を記録すれば必ず共通したきっかけが浮かび上がってくる。後遺症としてそのような行動を取ることを知り、むやみに非難しないことを家族が心掛ける必要がある。それでも収まらなければ専門医により薬剤投与を考える場合もある。

意欲・発動性の低下に励ますことで改善を求めても、あまり良い結果には結びつかない。むしろ日々の暮らしのなかでできることを見つけ、その能力を生かすことで社会生活に参加することを方針とすべきである。

対人技能拙劣はある程度病識が見られる症例では生活技能訓練（SST）が試みられ有効なこともあるが、あまりに病識に欠けるようであれば、周囲の人たちの理解を求めたり、他人と接触する機会が少ないような環境で仕事をするような配慮が主体になる。

E. 病識欠如

【症状】

病識とは自分がそのような病気をもっているとか、そのような障害をもっていることを認識する能力であり、自己意識性とも呼ばれる。それが正しくできないことを病識欠如と言い、実にさまざまな原因でさまざまな様式で現れ、高次脳機能障害に限らず半身の運動麻痺がありながらこれを無視する者さえある。高次脳機能障害をもつ人では60％程度の人に見られ、その程度はさまざまである。どこも悪くはありませんとあっさり述べるように病識欠如が重度の人では、治療や訓練がなぜ必要かも認識できず、リハビリテーションに前向きに取り組むことができない。軽度の場合には病識欠如があるとは気付かれず、本人が語る「できること」と「できないこと」を家族の目から見た「できること」と「できないこと」を慎重に比較してみて、ズレがあることで初めて気付かれるようなこともある。

【行動上の問題】

頭部外傷を負いかなり強い記憶障害を遺した若い障害者が「来年はハーバード大学ビジネススクールに行って経営学修士を取ってこようと思います」といえば、「ぜひそうできるといいね、応援するよ」と応じることに何の問題も生じないばかりか本人は喜ぶ。しかし自らサラ金に行って会社を立ち上げるからといって借金をし、その日のうちに数百万円の負債を作ったら笑えない出来事である。お金にまつわる書類に印鑑やサインを無防備に押してしまい、あとで家族や周囲の人が取り消すのに大変な努力を強いられることも稀ならず観察される。

また、会社においてできないことをできると言って仕事を引き受け、失敗することもある。変だと思われるぐらいならともかく、できもしないことをできると主張し続ければ、やがては不信感を買い、周囲との摩擦を生じ、それが元で他人と一触即発の状態に陥ったり、うつ状態になったりしかねない。

【対応】

まずは病識欠如が伴いやすい症状で、高次脳機能障害があるとわかったら一度は病識欠如があるかどうか確認する必要がある。病院のようなところであれば、神経心理学的検査をする際に一緒に検討することができれば望ましい。もし検討されてなければ本人に、「現在、何に困っていますか」「これはできますか」「将来どんな仕事を希望しますか」といった質問を繰り返し、回答と現実のギャップを確かめる作業を通じてある程度は有無をチェックできる。本人の回答と周囲の人が考える能力に明らかな差があれば病識に問題があると評価できる。

その上での対応は専門職の人と家族では異なる。福祉施設等での専門職であれば意図して困難な状況を作り出して失敗を体験させ、その繰り返しで本人が障害を自覚するのを促すという訓練がある。ただし必ずうまくいくという保証はないし、穏やかに実行しないと要らぬ軋轢を生むだけに終わる。家族であれば、できないことにはタッチさせない工夫が求められる。

F．症状のまとめ

高次脳機能障害者として障害者手帳を取得することを始め、いろいろな行政的な認定を受ける際に、上記の記憶障害、注意障害、遂行機能障害、社会的行動障害をもつことが診断上明らかにされる必要がある。これらのすべてが揃うことが必要である訳ではなく、また現実にどれとどれをもつかということになれば実際には個人ごとにかなり異なってくる。それゆえ慶大教授であった鹿島晴雄は高次脳機能障害を症状群と呼んだ。

記憶障害、注意障害、遂行機能障害、社会的行動障害の主要症状はそれぞれ8割ぐらいの人に見られる。言い方を変えれば、2割ぐらいの人ではその症状がない。したがって発現した症状にはいろいろな組み合わせが実際に生じる。そのような組み合わせとは別に、原因疾患別にある程度の共通した病像があり、頭部外傷、脳血管障害、低酸素脳症という代表的な疾患群での違いに豊富な経験をもつ専門職であれば気付くはずで、その詳細は今後の大きな研究対象になると思われる。そのような違いは診断上のことだけではなく、経過や社会適応を考えるうえでも必要なことである。

例えば、記憶障害のない高次脳機能障害と言ったら、それで具体的に何が困るのかという疑問をもつかも知れないが、実は困り方もさまざまである。記憶障害はそれほど目立たなくて社会的行動障害が目立つという事例であれば、日常生活はそこそこ自立できても勤めに出れば周囲と摩擦ばかり生じ、結果としてまったく就労できないというようなことが普通に起きる。さらにはそれがどのような経過をたどるのか、いずれは良くなっていくのか、それとも変わらないのか、ここに診断を付けるだけではない将来を見越した評価という作業が必要になる。

その反面、症状ごとの対応方法は原因疾患が異なると別のものになるかといえば、そういうことはなく、記憶障害であれば対応は原因疾患が何であっても共通している。大切なのはその症状によってどのような行動上の問題が生じていて、それにどのように対応するかという発想である。記憶を良くすることが問題の解決であるという視点は慢性期にあって多くの場合は無意味であるばかりか、心理的ストレスを与えるような結果につながるだけである。やればできるようになるはずという安易な根性論で対応することも害ばかりを生むことになる。

いずれ個人ごとに発生する問題にどのような特徴があるのかよく観察することが大切である。原因疾患がこうだから、記憶と注意の障害があるはずだと決めつけても意味はなく、高次脳機能障害があるとわかったらその目で行動を仔細に観察することである。ところが福祉施設に移動したら病院での神経心理学的検査の結果がどのようであったかわからなくなることも珍しくはない。情報提供されれば良いのだが、現在の医療福祉連携のなかでは十分な情報提供がなされていないのが現実で、この点は率直に前の医療機関に問い合わせることが大切である。現在、地方自治体によっては地域連携パスを高次脳機能障害者に持たせることでこの問題の解消を図っているところもある。

G．高次脳機能障害の経過

まず、高次脳機能障害の症状ごとの経過は原因疾患によらず概ね似たようなものであるが、異なる点もある。高次脳機能障害をもつ人の長期経過を検討した研究では、病気やケガをした時点から良くなった部分の9割までは1年以内に良くなっている。この期間の改善は目に見えてはっきりしている。1年を過ぎるとさらにいくらかは良くなるものの、改善もゆっくりとしたものに移行する。外傷性脳損傷、脳血管障害、低酸素脳症のなかでは、外傷性脳損傷を原因とする高次脳機能障害では1年以上過ぎても数年間は良くなり続ける傾向がある。しかも発症時の状態がかなり重度であっても回復が顕著な人もいる。さらに不思議なことには知能指数には大した変化がないのに社会適応力だけは増すということもあったりする。脳血管障害、低酸素脳症は両方とも発症時が重度であると大きな後遺症を遺しやすく、1年を過ぎると改善傾向に乏しくなる。この点は今後の研究が治療法の選択と併せて実施されることが待たれるところである。

発症時の年齢が成人後のことか小児期であったかでも経過は異なり、小児であれば成人と比較して発症時の状態が重度であったとしても改善の度合いはずっと顕著である。青年期ぐらいまでは数年をかけて良くなる傾向がはっきりしていて、原因疾患が頭部外傷であればより顕著である。その一方で、小児期に高次脳機能障害を発症した例では、それ以降に新たに学ぶことができにくいという複雑な問題があり、教育上の大きな問題となっている。

以上述べてきたなかに繰り返し「発症時に重度だった」という言い方が出てきて、案外混乱をきたす要因になるので簡単に説明しておく。発症時の重症度という表現を頭部外傷についていえば、おおざっぱに発症時の意識障害の程度とその継続時間ぐらいに理解しておいて構わない。昏睡状態（呼びかけにまったく無反応状態）が何日続いたというようなことを意味する。したがって、かなりの期間が経過してから寝たきり状態になっている人を重度と呼ぶのとは異なる。そこで頭部外傷で重度の人が回復可能と言った場合、同じように頭部外傷で1年以上を寝たきりで過ごしている人が何年も経てばやがては就労までつながるということではない。この点は日本の社会で現在混乱を生じていることでもあり、別途項目を立てて説明する。

7 訓練プログラム作業班の活動

訓練プログラム作業班の設置趣旨は機能障害レベルで高次脳機能障害に向けた訓練を実施するためのプログラム作成であり、この訓練とは病院でのリハビリテーションのことである。認知リハビリテーションと呼ばれる訓練であり、記憶障害に代表される要素的な認知障害のみならず社会的行動障害への訓練をも意図している。調査対象者は279名で、モデル事業登録対象者のすべてではない。調査当時利用していた施設としては、病院が195名、身体障害者更生援護施設の利用が52名、小規模作業所、授産施設等が32名であった。

また、障害者手帳を所持する者は95名（34％）で、所持しない者183名（66％）、無回答1名（0％）であった。障害者手帳を所持する者の内訳は、身体障害者手帳87名、精神障害者保健福祉手帳11名、療育手帳4名であった。

何よりも初めに訓練担当者がまとめた事例ごとのまとめを見てみよう。高次脳機能障害者の生活、行動などもろもろの事項が凝縮されていて、専門職にある者以外の一般の人々に高次脳機能障害がどのようなものか知ることに役立つはずである。

■訓練事例1　発症後4年を経て、認知機能訓練により知的機能が改善した事例

A．女性　20歳代後半　高校卒　店員

B．原因疾患：低酸素性脳症

C．病歴：199X年、虫垂炎の手術中に心停止、意識不明となり低酸素脳症となる。半月後、意識は回

復したが、軽度の歩行障害、重度の認知障害が残存した。その後9ヵ月間入院しリハビリも実施した。退院後は親と同居するようになり、知的障害の通所施設を利用していた。発症4年後に改めて高次脳機能障害の評価・訓練目的で入院となる。当初の歩行困難は回復していた。

D．能力評価

知能指数 WAIS－R：VIQ63（67）、PIQ算出不可（60）、FIQ44（61）、HDS－R：16／30（20／30）カッコ内は最終評価時

高次脳機能障害：全般的知能低下は明確、注意障害、記憶障害、遂行機能障害、病識欠如、コミュニケーション障害、見当識すべてで障害がはっきりしていた。

日常生活動作はトイレ動作以外はすべて促しが必要であった。感情の起伏がなく、無表情で笑顔がほとんど見られず。周囲で物音がしたり、誰かがいると集中できず、持続して作業を行うことも困難だった。場所や時間がわからず、院内ではトイレから訓練室まで戻れなかった。また、日付や曜日もわからなかった。家ではどこかへ行ってしまうので24時間見守りが必要であった。

E．訓練

目標

・挨拶がきちんと違和感なくできること
・外来訓練の流れにそって、的確な行動がとれること
・一定時間集中して課題がこなせること
・課題は、仕上がりを意識してより丁寧にきれいにできるように
・自然な話し方ができるようになど

訓練時間

200X年（受傷から4年後）から6ヵ月　言語療法　2回／週、作業療法　1回／週、40～90分／1回

次いで1年間　言語療法、作業療法　1回／週、40～90分／1回

医療ソーシャルワーカーは随時母親と面談

訓練内容

・スタッフや他患との挨拶
・訓練伝票の作成
・2～5文節の模写と音読
・「頭が働く練習帳Ⅰ、Ⅱ、Ⅲ、Ⅳ」、その他、数種類のドリル等
・その日の出来栄えのフィードバック
・練習ノート、メモリーノートの指導
・塗り絵、パズル
・ビーズ手芸、刺し子等

以上を言語聴覚療法士と作業療法士が担当した。

F．帰結

表情も会話の内容も豊かになり、対人関係を持てるようになった。また、決まった課題であれば、一定の時間自習も可能となった。書字形態は著明に改善し、小さな文字も綺麗に書けるようになった。言われれば簡単な家事もこなせるようになった。一方、日付や場所を正確に答えることはできないままである。発症後の経過が長く、多彩で重篤な症状を呈した症例であったが、さまざまな認知訓練を長期間継続することによって、機能面での伸びが認められ、実生活で母親の負担が軽減したのは事実である。多職種のかかわりと訓練目標に向け組織化されたドリルの導入などの訓練的なアプローチに効果が認められた事例で

ある。

著者コメント：病院での訓練として、多職種のスタッフがそれぞれに明確な訓練目標を共有したうえで、訓練内容を吟味し実行した結果、発症後長い時間が経っているにもかかわらず認知機能の改善と社会性の回復を見た事例である。どのような訓練をどの程度の時間を掛けて実施したら良いのか明確にし得なかった時代にあって訓練する側にとっても優れた経験になったはずである。認知機能は受傷後2～3年もすると改善は頭打ちになり、その後において改善は見られないというのは定説であり、これを覆すような研究成果は見られない。もし原因をＴＢＩに限定するならば4年ないしは5年経ってから目覚ましく回復したという報告があるが、脳血管障害や低酸素脳症を原因とするそのような長期経過事例ではほとんど知られていない。長らく刺激に乏しい環境にあった人が適切な刺激を受けて残っていた機能が目覚めたということであればそのようなものかもしれない。能力の維持にも訓練が欠かせないのは普通に考えてそうであろうし、運動機能でも変わることはない。

認知リハビリテーションでは多職種の関与が良い訓練成果を生むことは文献上でも確認されるが、いざ現場で実施するとなると容易なことではない。ましてや慢性期に入ってから利用する施設で多職種の関与を求めるのはなおさらである。

■訓練事例２　復職に失敗した後に認知訓練、生活訓練、職能訓練を重ねることで復職に至った事例

くも膜下出血、認知障害、病識欠如、適性業務

A．男性、50歳代　会社管理職

B．原因疾患：くも膜下出血

C．病歴　200X年3月に発症した。県立病院にて4ヵ月の入院後、自宅療養を経て、発症1年半後にいったん復職。しかし、元のように仕事ができないためモデル事業登録者として更生訓練施設（当時）に入所。

発症時は自動車販売会社の支店長。それまでの貢献度が高く、復職に際しては会社の受け入れ体制は万全だった。

D．能力評価

機能障害

・認知障害＝記憶障害、注意障害、遂行機能障害、病識欠如

・社会的行動障害＝欲求コントロール低下、意欲・発動性の低下

能力低下

最初に復職した際には相手の名前を聞かずに電話を切ってしまったり、営業に行っても必要書類を渡さずに持ち帰ったりしてほとんど仕事にならず、昼食に出かけてそのまま帰宅してしまうなどの問題行動が続出していた。家では1日中テレビを見続けてチャンネルも変えない。服も同じものを着続け、何日も入浴しないなどの状況で、強く促すと暴言や暴力が生じた。糖尿病の食事制限を守れず、服薬管理もできなかった。

施設入所時は認知機能の低下ははっきりしていて、日課などは面倒くさがり、深く考えずに「適当に」やるといった特徴が顕著にみられた。

神経心理学的検査

知能指数　当初　WAIS－R（F85、V91、P80）、6ヵ月後　WAIS－R（F104、V101、

P106)、1年後　WAIS－R（F105、V103、P107）
記憶障害、注意障害、遂行機能障害は明確に遺っていた。

E．訓練

半年間の入所期間では生活訓練とともに作業療法を通じた認知機能訓練を実施した。糖尿病があり、体力向上訓練も加えた。その後通所訓練に切り替わり、社会生活技術訓練、職業前訓練を実施した。その後復職してからは支援班の登録者に移行して職業訓練を実施した。

訓練時間　入所ではすべての時間が相当する。社会生活技術訓練、職業前訓練は6時間／週を21週実施した。職業訓練は19時間／週を21週実施した。

訓練内容

①心理（評価、認知訓練）
②作業療法（評価、作業能力向上訓練）
③体力向上訓練（移動訓練、スポーツ等）
④社会生活技術訓練（外出訓練等）
⑤職業前訓練（作業活動、ワープロ、学力学習、就労グループワーク）
⑥職能訓練（事務補助、軽作業）
⑦職業訓練（PC講習、事務基礎、復職後想定業務－PC関係中心）
⑧職場実習

F．訓練終了後の復職　本人のできる仕事と会社での設定が可能な業務の調整を図り、実際に就労できた。発症前の支店長職と比べると業務内容は単純でパート職員レベルだが、自分の現状の能力を認め、プライドにこだわっていないことが就労を継続できている要因と考えられる。家庭生活においても、妻がある程度障害を理解して口うるさく言わなくなったため、暴言・暴力はなくなり安定している。

著者コメント：さて、あまりにハッピーな事例で稀有な例ではないのかという気持ちをもつ専門職の方もおられよう。確かにこれはうまくいった報告例には違いないが、起こった困難とそれに対処する方法の設定、得られた成果の望ましい顛末の最も現実的な記録である。ここでポイントはプライドに触れていることである。高次脳機能障害をもつ人たちは一般的にプライドをもち続けている場合が多く、それを尊重することは当然としても、そのプライドが特に就労面で大きな妨げになり得る。当人だけでなく家族にとってもそうであり、「この子は大学院まで出たのだからなり得る職種がそれなら就職しません」という親の意見もままならず聞くところである。プライドという高次脳機能障害者ならずとも誰しもがもつ己の矜持をどのように折り合いをつけてゆくのか、検査の得点が何点というようなこととはまた別の局面のことである。

■訓練事例3　家族との継続的な連携支援により授産施設へ移行した事例

A．男性　21歳　母子家庭で他に兄弟あり　高校卒　就職（見習い期間中）

障害者手帳：頭部外傷による右上肢と体幹の運動機能障害、身体障害者手帳1級

母は本人の受傷後にパート就労を辞め介護にあたった。

B．原因疾患：頭部外傷（脳挫傷、びまん性軸索損傷）

C．病歴

２００Ｘ年、バイク乗車中、乗用車と衝突し受傷した。ＪＣＳ２００点（痛み刺激に対し手足を動かしたり、顔をしかめる）。意識不明は１０５日持続。救急病院に搬送され５ヵ月入院。右片麻痺が残存した。その後回復期リハ病院と別の病院に計７ヵ月入院。その後は約１年７ヵ月を通院（ＰＴ、ＯＴ、ＳＴによる訓練）しながら在宅生活を送っていた。自宅では車いすを使用し、入浴以外のＡＤＬ（日常生活動作）が自立するまで回復したが、重度の記憶障害が認められた。母の希望によりモデル事業に登録し、更生援護施設に入所。

Ｄ．能力評価

①身体機能障害：右片麻痺（バーセル・インデックス70）、右半身感覚障害、失語症、左動眼神経麻痺、左難聴

②高次脳機能障害：記憶障害、注意・情報処理障害、遂行機能障害、病識欠如、依存性・退行、感情コントロール低下、対人技能拙劣、固執性のすべてが明確であった。

③知能指数：認知機能訓練開始時ＷＡＩＳ－Ｒ66（受傷後２年10ヵ月）→半年後79→11ヵ月後81

生活能力評価

・規則正しい生活リズムを身に付けており、服薬の自己管理や日記が定着していた。
・移動は車いす自走。不注意のため他者との衝突が見られた。
・視覚性の記憶が比較的保たれており、同じ作業を繰り返すことでの積み上がりが認められた。
・母のコントロール下での生活から施設の集団生活に移行し、その適応が心配されたが、入所後もしばらくは母と携帯電話のメールでやりとりを続け混乱を整理していた。

Ｅ．訓練

・訓練目標

①補償行動の獲得
②社会生活技術力の向上（対人関係や集団適応性の向上）
③今後の進路の探索
④身体機能障害の改善

・訓練内容

①理学療法では関節可動域訓練、下肢筋力増強訓練、屋内歩行訓練、自己ストレッチ指導
②作業療法ではスキルギャラリーにより作業能力の確認を行った
③言語療法では文章の読解や要約、4コマ漫画で場面の理解力の訓練
④心理では記憶（メモ取り練習）、注意・情報処理訓練（視覚探索課題や聴覚的注意課題）、遂行機能（ストーリーの関連づけ）の訓練
⑤生活指導ではスケジュール・行動管理（メモリーノート）、集団生活ルール、対人技能、家族との連携、革細工、学力学習、外出訓練、生活グループワークなどを実施
⑥職業指導では耐久性の向上を図り、作業時の態度やルールの遵守などの適応性の改善を目的にランプやビスの組立作業の実施

F．帰結

介護者である母は、更生援護施設の入所に先んじてメモリーノートや携帯電話等の活用を試行しており、入所時には、すでに本人は代償手段を活用する必要性を認識していた。しかし使い方は十分ではなく、代償手段の実用性の向上を目指して生活訓練を行った。メモリーノートや携帯電話を手掛かりとする行動の管理は徐々に信頼性が高まり、入所後約3ヵ月ほどで定例的な行動（訓練や診察等の予定の管理、場所の理解、施設での生活ルールの遵守）は自立した。

対人関係においては、同室者であっても名前すら覚えることができず、親しい関係を構築できなかった。挨拶程度であれば自発的に行えるものの、入所当初はお礼を言ったり謝罪したりする場合にも母や支援員の仲介が必要であった。支援者が意図的に場を設定しても、本人が入所していた約1年を通して、入所者間で会話できる相手は2人だけであった。一方、感情のコントロールは比較的良好で、他者からの注意に対して3回感情が爆発したにすぎず、多くの場合は場を離れるなどの対処法を身につけた。

作業の能力に関しては、ルールや作業の内容が定着するまでに期間を要したものの、軽作業であればメモリーノートを用いて手順等を記録することで、スピードは標準の3倍と、遅くともミスなく確実に行えることがわかり、授産施設で就労できる能力が確認された。最終的に授産施設への移行とそこでの困難の少ない生活が確認された。

著者コメント：この事例はすべてが母で埋め尽くされている。生活設計から環境の設定、実際の訓練まですべてにわたり母の存在が本人の生活の安定を支えている。母が持ち得るわが子への愛情といってしまえばそれまでであるが、注目すべきは母がパート就労を辞めて子供にかかりきりになっている点にある。おそらく四六時中を息子の動向に気を配っていたはずである。スタッフであれば燃え尽き症候群になりはしないかと心配するところであるが、その点では母である。何よりもパート収入が途絶え金銭的な困難を生じているのは間違いなく、こればかりは医療スタッフでは立ち入ることが困難である。

このように本人が受傷することにより収入がなくなることを直接的損失と呼び、面倒をみる母が働きにいけなくなることによる損失を間接的損失と呼ぶ（後述）。もしこの事例のように日中を授産施設で過ごすようになれば母親は元通りにパートに出られるだろう。生産性という観点からすればとても大切なことである。

・標準的訓練プログラムの作成

標準的訓練プログラムの作成が訓練プログラム作業班によって始められた。標準的訓練プログラムというのは高次脳機能障害に向けて全国どこでも実施でき、実施したら効果が期待できるものを指す。12地域の拠点病院やその他の訓練施設で同じようにスタッフがそろっている訳ではなく、用いる技術的方法も異なることは当初からわかっていた。そこで、班会議を重ねながらできるだけ共通の訓練技法を用いることを目指した。結果として実施した訓練の70％が診療報酬対象外であったため、公立、民間を問わずモデル事業の予算があったればこそと言いたいところだが、大方はサービス業務として泣いてもらったのが実のところだった。

訓練プログラム作業班においては、モデル事業に登録された全424名のうち、2001年8月24日から2003年11月30日までに訓練調査票としてデータが集められた。訓練調査票は122項目からなり、訓練開始から6ヵ月ごとに記入・報告するものとし、収集された281名について集計・分析した。年齢は7歳から63歳の間に分布し、20歳代と30歳代で半数以上を占め、社会復帰を目指す人たちという意識が現れている。この人たちを対象に入院・入所または通院・通所として訓練が実施された。上記3名の記録はその一部である。

患者には主治医が必ずあるのだが、その診療科は多い順にリハビリテーション科、脳神経内科、脳神経外科、精神科となり、この4科で大部分を占めた。高次脳機能障害を器質性精神疾患とすることには異論を差し挟む余地はないものの、高次脳機能障害をもつ者が受傷から回復期を経て症状固定するまでの間に精神科医に接する機会は少ない。理由は原因疾患にあり、クモ膜下出血を起こして救急センターで救急医が手当てした後に脳外科医が手術し、以後はリハ科医が経過観察を続けているという定型的な図式にある。頭部外傷や脳卒中の後遺症としての高次脳機能障害をもつ患者を精神科医が診る機会はとても少なく、難治性てんかんがあったり、いわゆる精神症状が前面に出たとき、すなわち行動上の問題が目立つときに初めて精神科医を訪れるというのが実態である。

評価や訓練に当たる専門職種としては、臨床心理技術者、作業療法士、理学療法士、言語聴覚士、医療ソーシャルワーカー、看護師、リハビリテーション体育士、職業指導員の順で関与が多かった。複数の職種が関与することが多く、5種類の職種が関与する場合が最も多かった。これはリハビリテーション分野では関与する職種の数が多いほど訓練効果が上がるというこれまでの研究成果に照らせば好ましいことであるには違いない。しかし当時としては誰もがそのように多様なスタッフがそろった医療機関を身近に利用できる訳ではなかった。このなかで高次脳機能障害に向けた治療・訓練に欠かせない言語聴覚士は1997年に国家資格になり、臨床心理技術者はその後2017年に公認心理師として国家資格となった。これらは社会にニーズがあればこその国家資格化であり、高次脳機能障害支援の立場からは好ましいことであった。言語聴覚士は嚥下障害という身体機能に属する領域も対象とするのであるが、失語症を通じた高次脳機能についての見識には深いものがある。作業療法士は国家資格化が1966年と早く、精神障害分野も早くから自らの領域として訓練の普及に取り組んできたにもかかわらず、これほど世間に理解されない訓練専門職もない。それゆえ大学・専門学校の作業療法士学科合格偏差値は理学療法学科より常に低い。重要性において理学療法士と何ら遜色を帯びないところから作業療法士自身が自らの価値を訴える他ない。高次脳機能障害支援の活動を通じて作業療法士の活動には目を瞠るものがあったことを特に付言しておく。

医療スタッフにとってどのような訓練が行われたのか、最も関心が集中するところだろう。いずれの訓練も、基本的に次のような事項を基にして技法が練られた。

①認知障害に対する改善（狭義の認知リハビリテーション）

②代償手段の獲得

③障害の認識を高める

④環境調整（家族へのアプローチを含む）

①は、高次脳機能障害者のもつ注意障害、記憶障害といった特定の認知障害に対する訓練技法であり、狭義の認知リハビリテーションにあたる。このような訓練が有効でない場合は、残された機能を用いた代償手段②の獲得を目指す訓練を実施する。例えば、記憶障害で言語的記憶が十分でない一方で、視覚的記憶が残されている場合に、絵で描かれた手がかりを活用することである。一方、障害者自身が自らの機能障害を認識することができると、種々の代償手段が活用しやすくなる。したがって、実際の検査・実施結果をその場で提示して、あるいは、ビデオ記録を再生して本人にフィードバックするといった方法が行われる。障害によって起こる不都合が少しでも少なくなるように周囲の環境を整えるといった手段を講ずる。例えば、家族に障害を説明し理解してもらい、障害者が混乱に陥る前

に適切なタイミングで援助を依頼する、大切なものを見つけやすいように整理する、身に付けておくなどである。

これらをまとめると訓練方法には、次のような分類もできる。

・直接刺激法：課題の反復練習によって課題遂行にとって必要な認知機能を強化する

・戦略的置換法：保たれている能力を活用して課題が遂行できるようにする

・外的補助法：利用可能な道具を用い環境を調整することで課題がうまく遂行できるようにする

また多職種のかかわり方について注意障害を例に取ると**表2**のようになる。作業療法士が工作を指導し、言語聴覚士がグループ討論や作文、計算などを担当するといった作業の内容そのものももちろんであるが、注意障害の改善に向けて各職種に役割があることに注目したい。高次脳機能障害の構成要素となるすべての下位項目についてこのような表が作成されただけでなく、このようにして多職種連携の必要性が訴えられた。これは認知リハビリテーションにおいても多職種連携が良い効果を生むという結果につながった。なお、表の全体像は『高次脳機能障害者支援の手引き（第2版）』に掲載されている（参考文献9）。

訓練の成果の実際はどのようなものであったか見てみよう。訓練調査票と次項の支援調査票のデータは膨大なものとなり、分厚い集計表として全体会議ごとに配布された。6ヵ月間の訓練で知能指数はいくらか上がり、注意障害、病識欠如、遂行機能障害は改善がみられたが、記憶障害の改善は281名中3名だけであった。その他の認知障害では、失語、失行、失認は若干の改善にとどまって

表2　注意障害と各専門職の対応

注意障害に対する対応	各専門職の対応
○作業の途中に休憩を組み込む （例：15分作業したら5分間の休憩） ○疲労の少ない時間帯に比較的複雑な作業を行う ○興味を失わないように、作業内容を時々変更する ○雑音などの干渉がない環境を用意する ○作業に必要な情報量を少なく、情報を提示するタイミングを調節する ○作業に集中するように言葉で促す ○一つの工程から、次の工程へ移れるように、言葉や書いた手がかりを用意する。工程から無駄な部分を除いて、論理的に配置する ○指示など記憶しなければならない事項を反復させる。口述録音機ディクタフォンなどは、大切な言葉を記録して、再生するのに有用である ○時間によるストレスなどを軽減するために、作業を終了させるのに現実的な時間枠を設定する ○与えられる指示をゆっくり喋ってもらい要点を明らかにしてもらうよう障害者自身が依頼できるように訓練する、あるいは、自己語り法で注意焦点を維持できるよう練習させる ○疲労の徴候を自らと他者が認識する練習をして、疲労に適切な対応を図る。ストレス管理、リラクゼーション、瞑想などは有益な方法である ○作業やそこで行われる要求の難易度を構造化し、段階的に戻ることができるようにする	**作業療法士**：短い持続時間で、工作を指導する。その際には、興味の持続が維持できるような工夫が必要である。作業場面のビデオ記録の再生、グループでの他者の行動観察を通じたフィードバックの利用なども可能。 **言語聴覚士**：グループ訓練を通じて、他者の発言を聞いて理解する。内容を要約する。話の順番を守るなどの指導。 　個別訓練では、文章を読んで要約する、日記をつけるなどの作業を通じて、言語理解や計算などを通じた注意力の改善を図るなど。 **公認心理師・臨床心理士**：注意力を必要とする作業を訓練として取り入れる。また、他の職種の行なっている訓練方法について、注意障害の機序から助言を行なう。対象者に、現在行なっている訓練の意味を理解していただくよう動機付けを行なう。 **看護師**：訓練に適した睡眠・覚醒サイクルが維持できるように病棟生活を管理する。ADL動作訓練も徐々に、左記に注意しながら指導する。 **その他の職種**が関与する場合もある。また、病院や施設の状況によっては、特定の担当者が複数の職種の手法を実施する場合もある。

いた。社会的行動障害等の各項目では、意欲・発動性、抑うつ、依存性・退行で改善が見られたが固執性、感情コントロール低下、感情失禁等については、改善した症例は少なかった。身体機能障害については、片麻痺、運動失調ともに若干名で改善が見られた。バーセル・インデックス（ＢＩ）という指標で示されるＡＤＬ自体にはもともと問題が少ないことが事例群の特徴であり、拡大ＡＤＬ指標である老研式活動能力指標では改善が示された。障害尺度という生活能力評価指数では27％で改善を見た。これは要素的な認知機能それぞれや身体機能の改善より大きな数値である。さらに最大２年6ヵ月という長期の経過観察の結果として障害尺度の改善は約37％であった。これらの結果は「医学的リハビリテーションプログラム」としてまとめられた。一例として挙げれば、前述の注意障害については**表3**のようになった。各障害についても同じようにまとめられた。

これらの結果は主として医療機関での訓練期間終了時に得られていて、その期間を過ぎても大きく変わる点は少ないものの、感情コントロール低下は後述のように長期観察により改善が見られると考えられている。

このようにしてまとめられた標準的訓練を発症後6ヵ月未満、6ヵ月から1年未満、1年以上と区切った群について行うと、6ヵ月未満の群における改善は顕著であり、障害尺度改善を見た事例は全体の44％であった。6ヵ月から1年未満では36％、1年以上では14％であった（**表4**）。

さらに訓練を受けた結果多くの人が改善を見たとして、大部分の症例がなお障害尺度7以下の支援を必要とするレベルに留まっているというシビアな現実があり、訓練を受けても社会参加に支障のあ

表3　注意障害の訓練プログラム

1. 注意障害について

1）評価

注意には、

①注意の選択性（特定の対象にのみ注意を向ける）
②注意の持続性（一定の時間、注意集中を持続させる）
③注意の多方向性（まんべんなくいろいろな対象に注意を向ける）
④注意の転換（必要に応じて、注意を切り替えられる）
⑤注意の配分（同時に複数に気を配る）

などの機序が働くと考えられている。注意に関連する評価、観察を通じてどのような機序が当該患者にとって大きな問題になっているかを検討する。

2）対応方法

評価結果に基づき、それぞれの職種の訓練にあたり、下記のような対応について配慮する。

（1）作業の途中に休憩を組み込む（例：15分作業したら5分間の休憩）
（2）疲労の少ない時間帯に比較的複雑な作業を行う
（3）興味を失わないように、作業内容を時々変更する
（4）雑音などの干渉がない環境を用意する
（5）作業に必要な情報量を少なく、情報を提示するタイミングを調節する
（6）作業に集中するように言葉で促す
（7）一つの工程から、次の工程へ移れるように、言葉や書いた手がかりを用意する。工程から無駄な部分を除いて、論理的に配置する
（8）指示など記憶しなければならない事項を反復させる。口述録音機（ディクタフォン）などは、大切な言葉を記録して、再生するのに有用である
（9）時間によるストレスなどを軽減するために、作業を終了させるのに現実的な時間枠を設定する
（10）与えられる指示をゆっくり喋ってもらい要点を明確にしてもらうよう障害者自身が依頼できるように訓練する、あるいは、自己教示法で注意焦点を維持できるよう練習させる
（11）疲労の徴候を認識する練習をして、適切な対応を図る。ストレス管理、リラクゼーション、瞑想などは有益な方法である
（12）作業やそこで行われる要求の難易度を構造化し、段階的に戻ることができるようにする

表4　訓練効果のまとめ

訓練対象者173名中、2回目のデータのあるもの108名。そのうち33名（31％）で障害尺度の改善が見られた。次に、これら33名を受傷発症からの期間を6ヵ月時点で3群に分けて改善例を調べた。
1. 受傷・発症後6ヵ月以内の者は41名。そのうち障害尺度の改善例は18名（44％）。障害尺度の値にして1.6。 2. 受傷・発症後6ヵ月より後で1年以下の者は25名。そのうち障害尺度改善例は9例（36％）。障害尺度の値で1.5。悪化例は見られない。 3. 受傷・発症後1年より長い者42名中、障害尺度の改善例は6例（14％）。改善の程度は、障害尺度の値にして1.2。障害尺度悪化例が3例見られた。
したがって、受傷・発症から1年以内は、積極的な訓練が有効と考えられる。

（中島八十一：高次脳機能障害支援モデル事業について．高次脳機能研究26（3）：263-273, 2006より転載）

る状態で留まっていることが明らかにされた。一言で言えば、当事者が望む「元通り」にはなっていないのである。それでも医療機関に入院している間に訓練を開始し、退院後に続く生活のための訓練をも開始する必要がある。それが生活訓練である。

生活訓練とは日常生活の自立のために実施されるものであり、その障害特性である認知機能の改善に視点をおくのではなく、認知リハビリテーションを経てなお残存する障害を抱えながら日常生活や社会生活への適応を図ることを目的とする。したがって本人に対する直接的訓練のみならず、環境調整、家族等に対する支援など、生活全般における幅広い対応を必要とする。これについては病院における生活全般を支援してきた看護師の観察以上のデータはない。訓練内容についてここでは大項目だけを列挙しておく。

①生活管理能力の向上

表5　障害尺度（用いられた評価スケール）

1	意識不明
2	1の状態ではないがベッド臥床
3	2の状態ではないが、椅子あるいは車椅子使用で過ごし、自宅内の移動は介助者の手助けによって始めて可能
4	3の状態ではないが、賃金雇用は不能。教育も継続困難。老人は付き添われて遠足や散歩する以外は自宅にとどまる。主婦は、いくつかの簡単な家事をわずかに可能。
5	4の状態ではないが、選ぶことのできる職業やその能力には限界がある。主婦や老人は軽い家事しかできないが､買い物には行かれる。
6	5の状態ではないが、社会参加にかなりの障害/職業遂行能力の軽度障害を有する。重労働以外のあらゆる家事を遂行可能。
7	6の状態ではないが、社会参加に軽度の障害がある。
8	能力低下はない。

【一口知識】ここで障害尺度について触れておこう。これはRosser（1982）により提唱された生活自立度レベルの評価方法で、その翻訳版では1から8までの順序を逆転し、8を障害がなく1を最重度の障害をもつ状態に再定義した（**表5**）。この障害尺度の良いところはひとつひとつのステップが大きな段差になっていて、これが一段階でも変化することはおおむね実生活において実感をもって改善または悪化があったということになる。知能指数100を基準値として3ポイント上がったとすれば数値上改善したと言えるであろうが、生活では改善の実感は持てない。このような障害尺度で改善が見られるということは訓練効果が間違いなくあるということを証明する。したがって実際に訓練により実生活で改善した人たちがいたということになる。

一方で、なぜ個々の記憶や注意の検査データの改善があまり芳しくないのに障害尺度がそこまで良くなるのかは訓練内容だけでは不明である。また原因疾患発症後6ヵ月以内の訓練であれば自然経過で良くなっているのでないかという当然の疑問が生じる。これは大変難しい問題で、原因を問わず高次脳機能障害は放っておいても発症後1年以内であればぐんぐん良くなっていく性質がある。しかも回復するものであればその9割ぐらいは1年以内に起こってくることも知られている。そのすべてを訓練の成果と呼ぶのかどうかは全世界的な課題として専門家による検討が待たれている。

②生活リズムの確立（生活の枠作り）
③社会生活技術訓練
④対人技能の向上
⑤障害の自己認識、現実検討
⑥当事者に向けた必要な支援の明確化
⑦家族支援

これらの項目について実際に訓練を実施したうえで効果を判定し、標準的なプログラムの作成を目指した。

さらに就労の可能性のある者に対して職能訓練の可能性を検討した。今日的には就労移行支援であり、病院を離れてから利用する就労継続B型事業所での訓練といえばイメージが湧く方もおられよう。その高次脳機能障害の就労に向けた訓練方法はここでの議論が基礎になっている。自立したスタッフとして職場に出る前には、社会人として一通りのマナーと基礎的な技能を身につける必要がある。またどのような職種であれば向いているのか、あるいは向いていないのかといった評価も当然必要となる。ここでも訓練課題と評価について項目のみ列挙しておく。

①訓練課題
・作業系
・事務系
・学習系

②評価の視点

ア．作業遂行能力

イ．適応能力

これらの訓練を通じて技能を高めるだけでなく、ゴールを就労対象外、福祉的就労（生産性低）、福祉的就労（生産性高）、一般就労（限定業務）、一般就労のいずれに設定するのが適切か判断される。

訓練プログラム作業班では、以上の調査結果を踏まえて検討を行い、①医学的リハビリテーション・プログラム、②生活訓練プログラム、③職能訓練プログラムを作成した。さらに、これを具体化した高次脳機能障害標準的訓練プログラム実施マニュアルと、訓練における特徴ある事例についての大部の事例集（班員の手持ち資料として非公開）を作成して任務を終えた。

これらの諸データを集約分析をした結果、最後に大きな訓練成果が示された（**表6**）。医療機関で高次脳機能障害のための訓練を受けた群と訓練を受けなかった群を設定し、その社会生活における帰結を比較した。両群ともに年齢、障害程度は近似したが、登録までの期間は大きく異なった。訓練を受けなかった群は、そもそも病院にいる間は診断もつけられておらず、退院後にどのような支援もなくモデル事業のために新規に診断がなされた群である。その結果、就業支援（職場に行き働くことを支援）と就学支援（学校に通って学習することを支援）の合計が訓練を受けた群で39・8%、受けなかった群では合計8・4%であった。訓練を受けた群では退院後も引き続き連続したケアを受けていることから病院での訓練だけが功を奏した訳ではないものの、病院で症状に気付かれ、訓練を受けることを起点にした支援を受けることがいかに大事であるかを示している。また表にはないが、訓練を

表6　病院での訓練の有無による訓練成果の違い

		診断・訓練あり（83名）	診断・訓練なし（142名）
発症から登録まで	1年以内	57.8%	8.6%
	1～2年以内	20.5%	14.4%
	2年以上	11.7%	77.0%
診断大分類	脳血管障害	19.3%	13.4%
	外傷性脳損傷	74.7%	80.3%
	低酸素脳症	3.6%	1.4%
	その他	2.4%	4.9%
主要症状	記憶障害	85.5%	92.9%
	注意障害	79.5%	79.1%
	遂行機能障害	73.5%	75.7%
支援内容	就業支援	21.7%	4.9%
	就学支援	18.1%	3.5%
	授産施設支援	9.6%	9.2%
	小・作業所等支援	8.4%	15.5%
	就業就学準備支援	22.9%	36.6%
	在宅支援	12.1%	17.6%
	施設生活訓練支援	6.0%	9.9%
	施設生活支援	1.2%	2.8%

受けた群では対人技能拙劣と感情コントロールの低下（キレて暴れること）が有意に減っていた。家でボーッとしていて、それを理由に怒鳴られたり蹴られたりすればキレるのも当然で、高次脳機能障害があるからこうなんだと説明されれば対応が変わるのは当然だろう。

8 社会復帰・生活・介護支援プログラム作業班の活動

社会復帰・生活・介護支援プログラム作業班（以下、支援班）では全登録者424名のうち、2001年8月24日から2003年11月30日までに、国立リハセンターおよび地方拠点病院等において支援を実施し、支援調査票が1回以上、記入・報告された225名について、集計・分析した。

これに加えて、支援の実施体制、家族支援、権利擁護等の重要事項に関して各拠点にて調査を行った。この支援を実施した機関は病院と身体障害者更生援護施設が約6割で他に身体障害者福祉センターA型、身体障害者授産施設、小規模作業所（すべて当時の名称）が加わった。支援計画の策定や支援の実施について実務を担当する支援コーディネーターは、医療ソーシャルワーカーと生活支援員・生活指導員で半数を超え、他は職能指導員・職能支援員、心理担当員などであった。この多様な機関と担当者がやがて一般事業における各地方での支援拠点の多様性にそのままつながっていく。

支援班の調査票は1249項目からなっていて、支援拠点病院を通じて各自治体に集められたデータを定められた期日に電子データとして国立リハセンターに送るためにはスタッフは徹夜作業だったと聞く。まさに熱意と汗の賜物であった。その結果を極めて短縮して述べておきたい。

支援に先立って調査されたどのような支援を希望するかという支援ニーズには、身体介助、生活援助、健康管理援助、相談援助、活動参加援助、訓練・作業援助、コミュニケーション、社会復帰訓練、家族支援と多様な項目が挙がった。次いで支援実施に伴い作成された支援ニーズ票を用いて担当者が調査した結果、支援の必要ありとされた項目は相談援助と訓練・作業援助、社会復帰訓練と家族支援であり、比較的高い数値を示した。またこれらのニーズは高次脳機能障害が基になって生じていることも確認された。

支援は地方拠点病院ごとに支援計画策定会議が最初に持たれ、医師、医療ソーシャルワーカー、心理担当員、生活指導員、職能指導員、作業療法士、理学療法士、介護員等多くの職種が出席しており、参加職種数は1ケースあたり平均3・9職種であった。当事者や家族が出席していたものは29・8％であった。1症例についての平均所要時間は70分であった。

実際の支援にあたり、支援を「就業支援」「就学支援」「授産施設支援」「小規模作業所等支援」「就業・就学準備支援」「在宅支援」「施設生活訓練支援」「施設生活支援」の8種類に分類し、登録者を最終ゴールに向けてこのいずれかに割り振った。そのうえで群ごとに個別に調査された支援ニーズ票に従って支援が実施された。その実際は事例集から選んだ下記の症例が支援の実際を理解するのに役立つはずである。

■支援事例1　安定したと思えた状態が招いた危機に職場環境の再構造化を行い、就労が継続できた事例

A．男性、20歳代　高校卒　工員　身体障害者手帳3級

B．原因疾患：頭部外傷

C．病歴等

19歳時、バイクでの走行中乗用車と衝突し頭部外傷を受傷、2ヵ月間意識不明。3ヵ月間救急病院に、その後4ヵ月間リハ病院で身体障害と高次脳機能障害に向けて訓練実施、右片麻痺と体幹失調を遺したため身体障害者手帳3級を取得。退院後、更生援護施設に入所してリハビリを実施しつつ、復職支援として職場人事担当との調整実施。具体的には、職員の高次脳機能障害理解の促進、職務内容の限定、職場実習設定、実習結果をふまえた復職後の注意事項確認がその内容であった。施設入所期間8ヵ月で退所し、復職した。

復職後は少しずつ落ち着いて定着したかに見えたが、1年2ヵ月目に変則勤務を伴う正規勤務に戻ったことをきっかけに「身体がついていかない」「人間関係がストレス」との訴えが増え、「先輩が馬鹿にする」「自分の写真が駅前に貼ってある」等の被害感もみられたため、精神科医の受診をするようになった。そこでモデル事業登録者となり、支援コーディネーターが職場訪問し、職員に向けて高次脳機能障害についての説明や職場状況確認を行った。

D．能力低下

i．身体障害　バーセル・インデックス100

ii．高次脳機能障害：記銘力低下、注意力障害、病識低下

HDS－R 25点　FIQ 64

E．支援

・支援担当者

作業療法士（チーフ）、医療ソーシャルワーカー、心理担当員、精神科医、

・支援目標

職場で高次脳機能障害ついての理解を促し、本人への対応の仕方を具体的（職務内容を復職時の内容に戻す、相談先を明確にする等）に示す。同時に、就労継続により障害認識が薄れたケースに対しても、再構造化した内容の理解と定着化を図る。当面は、外来（1回／月）時にケース・家族面接を実施。

・支援内容と経過

復職時の製造業務内容ではすぐにスピード、質も向上し、上司も本人ももう少し難度の高い作業ができるとの判断をして、別の部品の組み立てを取り入れたところ、覚えきれず失敗と混乱につながったと原因を同定。

F. 帰結

・支援の結果

復職時の職務内容に戻してから、職場内で集中した仕事ぶりに戻り、体調不良の訴えも減った。会社側の方針を、仕事内容を変化させない、上司同僚への理解を図ることとし、医務室にも了解を得た。

著者コメント：心理社会的アプローチという表現がある。障害に限らず人の行動を心理学的側面と当人を囲む社会環境の両面から検討することであり、この事例の検討がぴったりとあてはまる。高次脳機能障害は一層生物学的な方向へ向けて研究が進んでいるにも拘らず、当事者は悩むというとても人間臭い一面をもっていることを忘れてはならない。この事例の支援にもあったように高次脳機能障害の特性として病識欠如（自分がそのような障害を持っていることの認識の欠如）があり、これをきちんと意識できるようにセラピストは常に心を砕いている。一方、病識が芽生えるに連れてさらに悩むようになることもまた事実である。

社会環境面では家族だけでなく職場のスタッフにも高次脳機能障害への理解が求められることは経過が示す通りである。それにより困難の大半が軽減されたことは環境調整が圧倒的に重要であると示すとともに、環境調整という用語をこの分野で決定的な存在にした。

心理社会的といえば環境のすべてを言い尽くすかといえばそのようなことはない。例えばお金である。心理経済的分析という言い方もあるように、お金のあるなしが高次脳機能障害から生じる帰結に大きな影響を及ぼし、その検討なくしては支援策も今一つ事実から遠いところにあるように感じるのは私だけであろうか。しかし伝統的に日本の医療・福祉分野での調査研究にはお金（収入）の記入項目が抜けていて、それはこのモデル事業でもそうであった。無論、それを調査項目に入れれば回答率が下がることも容易に推察される。

■支援事例2　医学的リハ継続中に就労失敗を経験し、職業訓練・職場実習を経て、悩みながらも一般就労継続に至った事例

A．女性、20歳代後半　専門学校卒　店員

B．原因疾患：頭部外傷　外傷性脳損傷（びまん性軸索損傷）

C．病歴　受傷時の状況と経過：

200X年X月、自家用車運転中の事故で頭部外傷受傷。救急病院に搬送されCTにて多発性小出血巣を認め、びまん性軸索損傷も疑われた。意識障害が遷延し、気管切開した。2ヵ月後に意識レベルは改善し、

受傷から3ヵ月後にリハビリ目的で回復期リハ病院に転院。入院時は、精神状態不安定で、夜間尿失禁もあったが次第に落ち着き理学療法・作業療法・言語療法を開始した。記憶障害は残存しているものの、改善が認められたため受傷から5ヵ月後に退院となった。自宅療養に移行した後、受傷から10ヵ月目で、外来リハを続けながらコンビニ等でアルバイトをしてみるもうまくいかず、離職を繰り返す。受傷から2年3ヵ月でモデル事業対象者として登録、支援の対象となった。

D．能力低下

バーセル・インデックスは100でADLは自立。老研式活動能力指標10／13点、障害尺度5。

身体障害：明らかな麻痺はなし。動作がやや緩慢。

高次脳機能障害：記憶障害

高次脳機能：知能指数　FIQ79　HDS－R28点　記憶障害の残存を認める

GATB（職業適性検査）　数理D以外はすべてE

E．支援

・支援形態

支援センター：病院、支援実施施設：病院、障害者職業センター、支援コーディネーター：心理担当員

・支援計画策定会議

参加者：病院（作業療法士／ケースワーカー／心理担当員）、役場福祉課（保健師）、保健センター（保健師）、在宅介護支援　福祉センター（ケアマネージャー）　半年ごとに開催

・支援目標

就労による社会復帰を目標とするも離職を繰り返したことにより当人は自信の喪失や精神的に不安定になっていた。そこで、障害者職業センターの援助を受けながら段階的に就労を目指すとともに本人

を心理的にも支えながら就労が安定するよう支援することとした。

・支援内容と経過

担当作業療法士を中心にして支援チームが組まれ、支援会議を通じて障害者職業センターの職業準備訓練事業に通所参加することになった。

作業療法士、心理担当員が障害者職業センター担当者に高次脳機能障害の実態およびこれまでの経過を伝えるとともに職業準備訓練の状況を情報として受け取るための協働作業が始まった。打ち合わせでは精神障害者保健福祉手帳の取得についても話題にされたが、当人および家族は嫌がったので一旦は見送った。

F．帰結

職業準備訓練が終了するころに障害者雇用のためには精神障害者保健福祉手帳が必要との説明があり申請し2級となった。支援開始から4ヵ月目に地元の工場に3ヵ月間のトライアル雇用が決まり、職業センター担当者がジョブコーチとして付き添いながら勤務を始めた。心理担当員が評価と近況聴取の面接を行ったところ、本人から定期的な面接の希望があり、これを実施した。トライアル雇用の経過が良く、そのままパートとして正式雇用された。

さらに正社員になるという順調なステップを踏んだが、心理担当員の記録からは嬉しさ以上にやっていかれるかという不安と、また解雇されるのではないのかといった不安は相当なものであった。困り果て混乱している様子が見られることもあり、心理担当員と作業療法士が職業センターと協議し対応を練ることもあった。

しかしこの会社が倒産することで支援チームにはまったく予期しない結末が訪れた。

著者コメント：何といっても餅は餅屋である。職業の現場での支援は障害者職業センターをおいて他にはない。就労に関することは当然旧労働省の管轄であり、厚生省がモデル事業を開始しようかと検討を始めたころには実に素早く高次脳機能障害に向けて職業訓練プログラムの作成を進めていた。もともと、転落に伴う頭部外傷や炭鉱落盤によるガス中毒症などは労働災害における重要なジャンルであり、それらを高次脳機能障害と呼ぶかどうかに拘らず常に研究の対象であり続けた。それが労災による高次脳機能障害のみならず一般の疾病を原因とする高次脳機能障害に向けた職業訓練が注目されることで一層の需要が増えたということである。千葉市にある障害者職業総合センターには研究部門があり、現在まで熱心にこの領域の研究が毎年途切れることなく継続されていてその成果は我が国の貴重な財産になっている。

さてこの事例の当事者と家族はなぜ障害者手帳の取得を嫌がったのだろうか。それは手帳が身体障害者手帳ではなく、精神障害者保健福祉手帳だったからである。行政的に福祉サービスの利用を考える時に、障害者手帳の所持が物事の第一歩、すなわち福祉制度に乗るためのパスポートのようなものである。それゆえ手帳所持のための診断基準が必要であったことはすでに述べたことである。ところがモデル事業を始めるにあたって県庁を訪問すると、申請する手帳が精神では誰も受け入れませんよと指摘されたこともあり、ある程度は予想されたことでもあった。スティグマ（烙印）となるというのである。まさにスティグマとカタカナ書きにすれば何となく婉曲的でどぎつさを免れ得るのも仕方がないことも同質の事項である。法令上の整合性からいえば精神の手帳であることに問題はなく、国会答弁でもそのようになされた。別途、医師仲間からは高次脳機能障害は身体障害者手帳の対象にすべきであるとの意見も届いた。しかしその議論を封じたのは自分のほのかな臨床経験にもよる。人生の中途である地方に出向した際に難病指定の利用を推進しようとしたところ、そのような病名を記した手紙が保健所から来たら孫娘が嫁に行けなくなると真顔で言われたことがあり、その雰囲気は他の患者にあっても共通するものがあった。しかし難病指定の効果は抜群であり、何よりも医療費がかからなくなることの利点は病院待合室での口コミであっという間に広がった。スティグマを超える利点があれば利用者は増える。その一方で、何も利点がなければ単にスティグマを付けるだけのことである。これは相当にストレスのかかる思考作業ではあり、それゆえ思考の方向性をスティグマを超えるサービス提供に向け、公の議論としては封印した。

■支援事例3　受傷後10年以上を経過した重度の記憶障害を伴い、障害認知に問題のあったケースが、障害者職業センター等との連携により就労に至った事例

A．男性　30歳代　大学卒
　障害者手帳：身体障害者手帳5級
B．原因疾患：頭部外傷　外傷性脳損傷
C．病歴
　198X年4月、21歳でバイク走行中に乗用車と正面衝突し、35日間意識不明状態が続いた後、6ヵ月間のリハビリを受けて、同年10月に退院する。翌年、大学に復学、1年遅れで卒業し就職するが、約半年で退職する。

その後も、ハローワークを通じて就職するが、短期間での転職を繰り返す。当時は本人・家族ともに高次脳機能障害という障害認識を持っていなかった。

事故後、10年を経過した時期に右膝の手術を受けた際に高次脳機能障害者に対する支援内容に関する報道を見て、初めて高次脳機能障害という障害の存在を知り、本人が該当することに気づく。その後福祉事務所に相談に行き、モデル事業登録者となり精神障害者保健福祉手帳2級を取得して、更生援護施設に入所となった。

D．能力低下

身体機能障害：右膝関節障害

高次脳機能障害：記憶障害、思考障害、注意障害、遂行機能障害、認知障害、固執性、情緒的コントロールの低下、病識の欠如

知能検査：FIQ（86）、HDS－R：27／30

GATB（職業適性検査）：適正と思われる職業～販売、個人サービス、警備員、簡易事務

E．支援

支援センター：身体障害者福祉センター、障害者職業センター、支援実施施設：身体障害者更生援護施設、支援コーディネーター：ソーシャルワーカー、心理担当員

・支援計画策定会議

参加者：本人、家族、ソーシャルワーカー、心理担当員、医師、理学療法士、作業療法士

・支援目標

①記憶障害の代償手段の獲得

②社会経験の拡大

③グループカウンセリングによる障害認識の促進
④授産施設での評価実習を含めた職業評価の実施

・支援内容と経過

更生援護施設：スポーツ活動、陶芸・レザークラフトなどの創作活動、書道、福祉・住宅制度の学習、職能評価（個別・集団）、作業療法、パソコン、調理実習、交通外出、グループカウンセリング、授産施設実習、高次脳グループ作業療法

障害者職業センター：アセスメント評価、OA講習、職業安定所等の関係機関との調整、障害者合同就職面接会への付添い、企業面接付添い

・支援の結果

20xx年12月更生援護施設入所となる。入所当初は、就職のためにパソコン技術をマスターしたい、また、自分の主障害は右膝関節障害であると繰り返し話す場面がたびたび見られた。

支援プログラムの第1期としては、高次脳機能障害に対するクラフト活動等の作業を通じて評価を進めるプログラムを実施した。熱心に取り組む姿勢を見せるものの見落としや単純なミスが目立つ割には「よくできた」という自己評価をすることが多かった。そこで1つの課題が終了するたびに、見落としやミスをした箇所を伝えるとともに、なぜそういう判断をしたのか、自己判断は適切ではなかったことを繰り返しフィードバックした。その結果、自分では「よくできた」と思っていても見落としやミスをしている可能性があるということを自覚できるようになってきた。

第2期の翌年5月からは、記憶障害に対する代償手段（メモなど）を獲得することを目的とした取り組みを行った。また、心理担当員が行っているグループワークで、同じ高次脳機能障害を持つ他の利用者と、決められたテーマに沿って話し合うというプログラムに参加し、そこで、自分の記憶力の低

下を改めて実感したようで、その認識が代償手段の積極的な活用につながった。

F．帰結

その後授産施設にて作業実習に取り組み、外出訓練等を経て、求職活動の後部品工場へのパート勤務につながった。障害者職業センターの協力を得てジョブコーチ制度を利用し就労は継続している。職場定着についての今後の課題としては、会社側の配慮の継続が最重要と考えられる。

著者コメント：この事例は10年以上を経過した後であっても適切な支援があれば就労可能であることの典型例である。この時期に記憶障害とか注意障害といった要素的な機能障害がリハビリテーションによって良くなるかといえば現在でもそのようなことはない。しかし当事者側は本人も家族もみんな元通りになりたいのである。それを裏付けるように家族会の人たちと会えば必ずといってよいほど進歩した医学によって記憶を元に戻すことはできないのかと質問を受けた。脳細胞の再生が可能かどうかはともかくとして、現実には脳損傷を元通りにすることはできないと説明を続けたところその種の質問は一旦途絶えたかに見えた。それがｉＰＳ細胞の作成がノーベル賞を受賞するに至って復活した。やはり元通りになりたいのは人の自然な感情であるとともに後天性障害の特徴でもある。

受傷から10年経っても支援の対象となり、実際にこの事例のように能力は変わらなくても環境調整を主体に取り組みを続け、一方で高次脳機能障害に対する自意識を高めていくことで就労が可能になったとすれば、これは支援する側にとって間違いなく成果と呼べるレベルのものである。

・支援班の活動成果

以上のような事例225名から得られたデータをまとめることでこれ以降の事業方針が整っていった。最初に1249項目という膨大な調査項目を設定したなかから、高次脳機能障害者が日常生活および社会生活でどのような支援を必要とするか調査した93項目を選び出し、さらに25％以上の人が必要と回答した項目をまとめて56項目からなる高次脳機能障害支援ニーズ判定票を作成した。データに基づいたニーズの確認事項として現在も使用されている。

また個人ごとに設定された支援目標はそれぞれ「就業支援」「就学支援」「授産施設支援」「小規模作業所等支援」「就業・就学準備支援」「在宅支援」「施設生活訓練支援」「施設生活支援」の8種類に分類された。就業支援は職場に出た人に向けて支援活動をすることで、22名のなかで、18名（82％）が就業を継続した。4名は就業・就学準備支援に移行した。そのうち2名はその後に就業していた。就学支援15名のなかで、11名（73％）が支援を継続し得た。授産施設支援19名のなかで、18名（95％）が支援を継続した。小規模作業所等支援24名のなかで、16名（67％）が支援を継続した。就業・就学準備支援は職場や学校に戻るための準備をする支援であり、支援を受けた71名のなかで、就業支援、就学支援に移行した者は、それぞれ19名（27％）と6名（8％）であり、決して高い達成率とはいえない。在宅支援34名のなかで、30名（88％）が支援を継続し、残りのうち2名が小規模作業所等支援に移行した。施設生活訓練支援14名のなかで10名（71％）が支援を継続し、在宅支援及び施設生活支援にそれぞれ2名が移行した。施設生活支援5名のなかで支援継続は3名（60％）、授産施設支援への移行は2名であった。

就業・就学準備支援を除いて概ね支援継続がなされたことは支援担当者によるケース会議を通じた目標設定が適切であったことを意味する。就業・就学準備支援がその後に職場や学校に出ることができた率が35％に過ぎないのは、家族が自ら希望する職場や学校に戻したいという気持ちと担当者のそれは無理であるという評価との乖離による。これは学校でいえば普通学級に通うか特別支援学校が適切かという選択の際にも同様なことが起こり、大きな課題となって残っている。

別途、支援班の登録対象になる以前に訓練班の登録者として病院で認知機能訓練を受けた一群があり、この移行群の特徴は最初から「就業支援」や「就学支援」となる人が多く、また「就業・就学準備支援」の選択の後に一般就労、就学、福祉就業に就けた人が多かった。支援ニーズにおいても訓練・作業援助、社会復帰訓練、コミュニケーション援助などの必要性が減少していて、なおかつ行動異常も減ることにより手がかからなくなっていた。早期の認知機能訓練が自然経過で良くなっている以上に発症後早期の訓練プログラム導入が支援効果の向上につながることが明らかになった。どこの病院でも認知機能訓練が実施されている現在では考えられないことではある。

このように見てくると、記憶障害、遂行機能障害といった個々の能力の改善あるいは代償は技術として有用ではあるものの、それぞれの人にどのような目標を持ってもらいそれをどのように実現するかという命題なしに支援はできないことに気付かれる。

以上のようにそれぞれの取り組みを通じて得られた経験を込めて8種類の支援形態が最終的に高次脳機能障害標準的社会復帰・生活・介護支援プログラムとしてまとめられた。

9　モデル事業のまとめ

高次脳機能障害支援モデル事業は平成17（2005）年度まで5年間実施され、その間に膨大な調査結果とその集約分析がなされた。その結果、診断基準、標準的訓練プログラム、社会復帰・生活・介護支援プログラムができあがった。これらを収録した『高次脳機能障害者支援の手引き』（現在改訂第2版）が国立リハセンター高次脳機能障害情報・支援センターＨＰからダウンロードできる。この完成により、一人の人間が不幸にも高次脳機能障害を発症した時に、適切に診断を受け、病院での訓練に始まり、種々の支援を受けながら能力に応じた社会生活を送ることになるという一通りの絵が描けたわけである。ではその支援を誰が、どの施設が実際に担うかについての疑問に答えることは必須である。

まず誰かという問いに診断が医師であることは当然のこととして、実際に診断に携わる診療科は精神科、脳神経外科、脳神経内科、リハビリテーション科と多岐にわたり、小児科も含まれる。これらに関する諸学会の賛同は得られた。医学的診断は医師であれば誰がすることも妨げないが、精神障害者保健福祉手帳と障害年金の申請診断書は誰が書くのかという課題は残った。手帳のほうはもともと疾病によっては精神科医以外の医師でも良いという規定があり準用することで済んだが、年金のほうは最終的にどの診療科の医師でも良いというところまでたどり着くためにはいくらかの時間を要した。

医療機関における認知機能訓練については、関与の多い順に臨床心理技術者（当時）、作業療法士、理学療法士、言語聴覚士、医療ソーシャルワーカー、看護師、リハビリテーション体育士が挙げられ、すべての職種といっても良いぐらいである。このような専門職種が実施する業務には後に診療報酬の対象として認められたものがあり、その点については当然業務独占資格をもつ者が担当するのは当然である。

支援の現場で配置すべき人員となると、調査結果に基づけばケースワーカー、ケアワーカー、指導員の順で多かった。また支援開始時に開催された支援計画策定会議には、医師、医療ソーシャルワーカー、心理担当員、生活指導員、職能指導員、作業療法士、理学療法士、介護員等の多くの職種が係るのが常であった。

それではどの施設・機関で訓練・支援を展開するかとなると病院はリハビリテーションの実施に当たり多職種の連携が可能であれば設置母体を問うものではない。ただし精神科医師が常駐するかコンサルトが容易であることが望ましいと考えられた。支援に係る施設・機関となると病院、身体障害者更生援護施設、身体障害者福祉施設、地域利用福祉センター、精神障害者福祉施設、障害者職業センターなどの組み合わせにより116ものモデルに分類され、これを一本化することは容易なことではなく、そうする必要もないとも考えられた。

さてモデル事業は大団円を迎えたわけだが、一般事業化すなわち全国展開されねば意味をもたない。都道府県ごとに「高次脳機能障害支援センター」と「地方連絡調整委員会」を設置し、「支援コーディネーター」の配置を求めた。高次脳機能障害支援センターは高次脳機能障害者と家族および地域支援機関への相談支援を重要な機能として、単独もしくは機関連携により、医療や福祉サービス等の専門的支援を提供する機能をもつ。それればかりでなく当事者団体や地域の関係機関との連携や協働による研修や個別支援事業を通じて、地域における支援体制の整備を図ると共に、地域機関への技術的支援を行う。併せて、一般市民や関係者への高次脳機能障害に関する理解を促進するための啓発活動を行うことも業務とする。地方連絡調整委員会はこのようなセンター機能のために行政主導で施策推進、企画調整を図ることを役割とした。後日談になるが、一般事業化が進む過程でこの委員会に当事者代表が加わっていったことは障害者制度に関する市民の意識の高まりの結果である。事業実施にあたっては、都道府県それぞれの実情に対応しつつ、共通した高次脳機能障害支援センターの役割が果たせることを提言した。

支援コーディネーターを高次脳機能障害支援センターに配置することも強調された。当事者や家族、市町村等からの相談への助言や技術的支援を行うと共に、必要に応じて、支援計画策定会議を通じて支援計画の策定および継続的調整を行うことを業務とする。ここで適正な人材配置とは上述の支援計画策定会議に参加するような職種であり、高次脳機能障害者に接したことがあることと行政に明るいことが望まれた。つまるところ医学的診断をする医師から支援担当者まで経験者であることは絶対的に必要な要件であり、もしそれが適わなければ早急に人材育成体制を取らねばならず、担当する施設・機関においても経験豊かなところは別として取り組みを隗より始めるより他はないと結論した。

なおモデル事業において調査され、特に言及しておくべき2つの事項について記しておきたい。ひとつは千葉県下の小中高校および盲・聾・養護学校における調査であり、40%弱の回答率でありながら69校で高次脳機能障害をもつ生徒がいることが確認された。また80%近い学校が高次脳機能障害に関心があると回答したことから、改めて事業の学校教育への浸透の必要性が確認された。小児期の高次脳機能障害への関心はこの千葉県と神奈川県が元祖のような存在で、両県の活動からこの分野で利用するデータのほとんどが得られていることは特筆に値する。

今一つは当事者の権利擁護に関する調査であり、その調査内容は、財産・金融、刑事事件、家族・親類との人間関係、隣人・知人との人間関係、職場内の人間関係、雇用・勤務条件、福祉・医療サービス、教育上の問題、生活困窮、公共施設・公共機関の利用、在宅福祉サービスの活用における、権利擁護を必要とすると思われる事例の経験、家族や友人に対する差別、その他の不当な差別の経験を問うものであった。調査結果からは、特に財産・金融にかかわる事例が数多く報告された。例えば、「消費者金融から借金を重ねるが、本人に自覚がない」「本人の知らないうちに預貯金を他人の口座に移された」等である。一方で、この分野での地域福祉権利擁護事業の利用者は成年後見制度の利用者の1割に満たなかった。この消費者金融の一項は実に高次脳機能障害に特化した問題であることは主要症状の病識欠如の事項で説明したとおりで、後に触法問題としても取り上げる。

第5章　高次脳機能障害支援普及事業

1　支援事業の一般事業化

障害者自立支援法（以下、自立支援法）第78条に基づいて都道府県が行う専門性の高い相談支援事業として一般事業化されたそれまでの支援事業は高次脳機能障害支援普及事業という名称になった（以下、支援普及事業）。一般事業化とは聞きなれない用語だが、ここでは国の制度として全国に事業展開するというような意味合いである。要するにモデル事業を脱していよいよ全国すべての地域で高次脳機能障害者に障害者手帳が発行され、それを基に支援サービスが利用できる体制が整ったのでこれを普及することである。

そこで早速に2006年11月に東京で開かれた障害関連のシンポジウム（国立身体障害者リハビリテーションセンター主催）で高次脳機能障害に関する制度の解説をした。その際の質疑応答で、聴衆席の長野県の女性から「私の村では利用できるサービスなど何もない」という内容の質問を受け、何とも答えようがなく人生で初めて壇上で棒立ちになった。それはまったくその通りである。確かに制度を作ることと、実際にサービスが提供できることとは別物である。それゆえシンポジウム終了後に事業への執念を一層掻き立てられた。支援サービスの利用あるいは提供と、字面を並べてみたところで、これが実に大ごとであり、いくらかでも現実のものにしなければ再び棒立ちである。事業に加わっていた白山靖彦はリアリティという言葉をこの事業について使っていたが、このような現実という意味だったかもしれない。

高次脳機能障害支援事業の一般事業化は自立支援法の成立と期を一にする。平成17（2005）年度に通常国会の審議に掛けられた自立支援法は小泉郵政解散と共に一旦は廃案になった。自立支援法という大きな法律の行方を高次脳機能障害支援という視点からハラハラしながら見ていたところ、その年9月の衆院選で自公政権が圧勝したため同年秋の特別国会に法案が再提出され成立を見た。その結果、自立支援法の基本部分が2006年4月1日に施行されたのを受け、支援普及事業も本格的に始まった。その2日前、前年度に当たる2006年3月30日に支援普及事業（巻末資料6）の実施要綱が発効していた。

支援普及事業のために最も重要な法的根拠となったこの自立支援法（**表7**）は、障害者基本法（**表7**）を踏まえて作られた福祉法の一つであり、障害者の自立支援を強く訴えている。同年に国連総会で採択された障害者権利条約を強く意識した内容になっている。またこの法律では障害者の支援サービスの利用が応益負担となっていた。一般の人にとっては理解が容易ではないが実に重い歴史と考え方の変遷が込められた結果である。障害者の行政的支援は長い間「措置」という用語が用いられ、お上から一方的に提供されるような雰囲気があった。そうではなく障害者自らが選択し、利用するという考え方の反映としてサービス利用という用語が2003年の支援費制度から使用されるようになり、これは応能負担であった。応益負担と応能負担は元をたどれば税負担についての用語であり、障害者施

表7　障害者基本法と障害者自立支援法の第１条

・障害者基本法（平16　法律80）
第１条
この法律は、障害者の自立及び社会参加の支援等のための施策に関し、基本的理念を定め、及び国、地方公共団体等の責務を明らかにするとともに、障害者の自立及び社会参加の支援等のための施策の基本となる事項を定めること等により、自立及び社会参加の支援等のための施策を総合的かつ計画的に推進し、もって障害者の福祉を増進することを目的とする。

・障害者自立支援法（平17　法律123）
第１条
この法律は、障害者基本法の基本的理念にのっとり、身体障害者福祉法、知的障害者福祉法、精神保健及び精神障害者福祉に関する法律、児童福祉法その他障害者及び障害児の福祉に関する法律と相まって、障害者及び障害児がその有する能力及び適性に応じ、自立した日常生活又は社会生活を営むことができるよう、必要な障害福祉サービスに係る給付その他の支援を行い、もって障害者及び障害児の福祉の増進を図るとともに、障害の有無にかかわらず国民が相互に人格と個性を尊重し安心して暮らすことができる地域社会の実現に寄与することを目的とする。

策の分野では利用したサービスの対価に応じて負担することを応益負担といい、その人の収入に応じて負担することを応能負担という。サービス提供が措置であった時代では応能負担であったのはいうまでもない。それがサービス利用に変わって、さらに応益負担になったのである。このことが大きな議論になり、これより後に民主党政権下で２０１２年６月に自立支援法から障害者総合支援法に変わったことで再び応能負担に戻っている。この議論のことだけで１冊の本ができるような重大で複雑な事項であるものの、本書の主題ではない。

支援普及事業に直接係るところではまず三障害一元化がある。本邦では障害は身体、知的、精神の３つに分類され、それぞれ異なる法律によって異なる手帳が交付される仕組みになっている。それは今日でも変わらない。それゆえに当時はそれぞれの障害に関する施設はまったく

地域の限られた社会資源の活用

（運営基準の緩和）
・制度を抜本的に見直し、一つの施設で異なる障害を持つ人にサービス提供できるよう規制緩和（特定の障害種別を対象にサービス提供することも可能）
（施設基準の緩和）
・障害福祉サービスの拠点として、空き教室や空き店舗、民家の活用ができるよう施設基準を緩和
（運営主体の緩和）
・通所サービスについて、社会福祉法人のみならずNPO法人等も参入可能になるよう運営主体の規制を緩和
（既存のサービスの活用）
・施設、事業体系を再編し、現在、法定外の事業である小規模作業所のうち、良質なサービスを提供するものについては、新たなサービス体系の下でサービス提供できるよう、都道府県の障害福祉計画に基づいて計画的に移行。

↓

身近なところにサービス拠点
小規模な市町村でも障害者福祉に取組可能・地域活性化に貢献

図11　三障害一元化以降の施設要件の緩和

（厚生労働省：障害者自立支援法による改革―「地域で暮らす」を当たり前に―より引用）

別物であり、異なる障害を扱う施設の合築も難儀なことであった。このような縦割りのサービス体系を利用者の利便のために事業体系を一元化することを図った（**図11**）。特に自立支援法に先行した支援費制度では影の薄かった精神障害者のサービス利用への配慮は強く意識された。それは取りも直さず精神障害者である高次脳機能障害者に向けての配慮にもつながり、6割までが身体障害を併せもち、2つの手帳をもつ者もいる点では正しい方向性であった。むしろ後述するように、地方の小都市にあって専門店ではなくよろず屋として運営する小規模事業所にとって便利であった。3障害すべ

てに通暁するスタッフがいるのかという懸念が示されたものの、一元化に伴う大きな混乱は今までのところ生じてはいない。人材育成が常に必要とされる理由はここにもある。

2 自立支援法下での支援普及事業の開始

このようにして自立支援法が整備され、支援普及事業が始まりを見た。支援普及事業の概要は**表8**、**図12**のとおりである。目指すところは都道府県ごとの地域支援ネットワーク構築にあり、そのネットワークに乗った連続したケアの実現である。高次脳機能障害をもつ人が医療機関を出発点として最終的に社会生活をするに至るまでの道筋をその地域の社会資源を利用して完結できるような仕組み作りである。福祉サービスを利用するための出発点となる障害者手帳を申請し、具体的な支援サービスを利用することの窓口は市町村であるものの、まったく新しい分野である高次脳機能障害に関する研修を始めとして人材育成までを市町村に委ねることには困難を伴うことから支援法第78条に基づく地域生活支援事業として都道府県単位での実施となった。

支援普及事業開始とともにモデル事業には参加していなかった富山、群馬、山口、長崎、長野、静岡の6県が早くも事業開始を表明した。そこで地方の人たちに高次脳機能障害を理解してもらうための新たな取り組みとして地方行脚を始めた。その当時、厚生労働省審議官であった村木厚子氏が自立支援法の解説のために精力的に地方行脚を続けていて、同じ地方都市のあちらで村木氏の講演があり、こちらで私が高次脳機能障害支援の講演をするというようなこともあった。

表8　高次脳機能障害支援普及事業の概要について

【概要】都道府県に高次脳機能障害者への支援拠点機関を置き、高次脳機能障害者に対する専門的な相談支援、関係機関との地域支援ネットワークの充実、高次脳機能障害に関する研修等を行い高次脳機能障害者に対して適切な支援が提供される体制を整備する。

【事業の具体的内容】
・支援拠点機関に相談支援コーディネーターを配置し、専門的な相談支援、関係機関との連携、調整を行う
・自治体職員、福祉事業者等を対象に高次脳機能障害支援に関する研修を行い、地域での高次脳機能障害支援の普及を図る

【支援拠点機関の例】リハビリテーションセンター、大学病院、県立病院　等

【相談支援コーディネーターの例】社会福祉士、保健師、作業療法士等、高次脳機能障害者に対する専門的相談支援を行うのに適切な者

【留意事項】他の地方公共団体等への委託可

（厚生労働省障害保健福祉関係主管課長会議．2005年12月26日資料より）

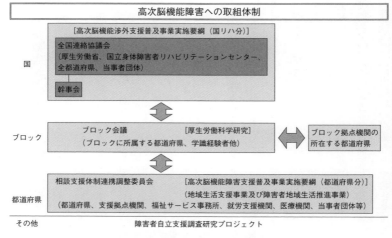

図12　高次脳機能障害支援普及事業見取り図

大都市特例という行政上の取扱いがあり、政令指定都市（以下、政令市）を都道府県とは別にして都道府県プラス政令市の仕組みを構築することを指し、発達障害に関する事業はこの方式を採用した。高次脳機能障害の支援普及事業では大都市特例を採用せず、政令市に委託することが可能であるという条項が当初は地域生活支援事業の実施要綱にあったことから、最終的にこの様式が支援普及事業の実施要綱に入れられた。愛知県が名古屋市に委託する様式を取ったのがその例である。他方、大都市特例を要望する声は大阪府であり、その効用は地域によっては確かにあり得ることであった。大阪が都であったならどのようになっていただろう。

3　地域支援ネットワークの構築

地域支援ネットワークを説明する格好の図がある（**図13**）。白山靖彦によりモデル事業時代に作成され、用語は現在とは異なるが、機能についてはそのまま現在でも通用する。ある高次脳機能障害者またはその家族等が相談に訪れる場所が支援拠点機関である。そこで相談に乗る者が支援コーディネーターとなる。当事者にニーズや適性の評価をしながら会議を繰り返し、その上で配線図のように結ばれた種々の社会資本を利用して、個別ニーズと適性に応じてどのように辿るかアドバイスする機能を持つ。例えば、回復期病院から福祉工場を経て会社勤務に至る人があれば、障害者職業センターを経て会社勤務に至る人もいる。症状が重度であれば到着点が授産施設または福祉ホームが適切とされ、具体的に名前を挙げて地域のどこそこの機関または施設の利用が良いだろうとそこまでアドバイ

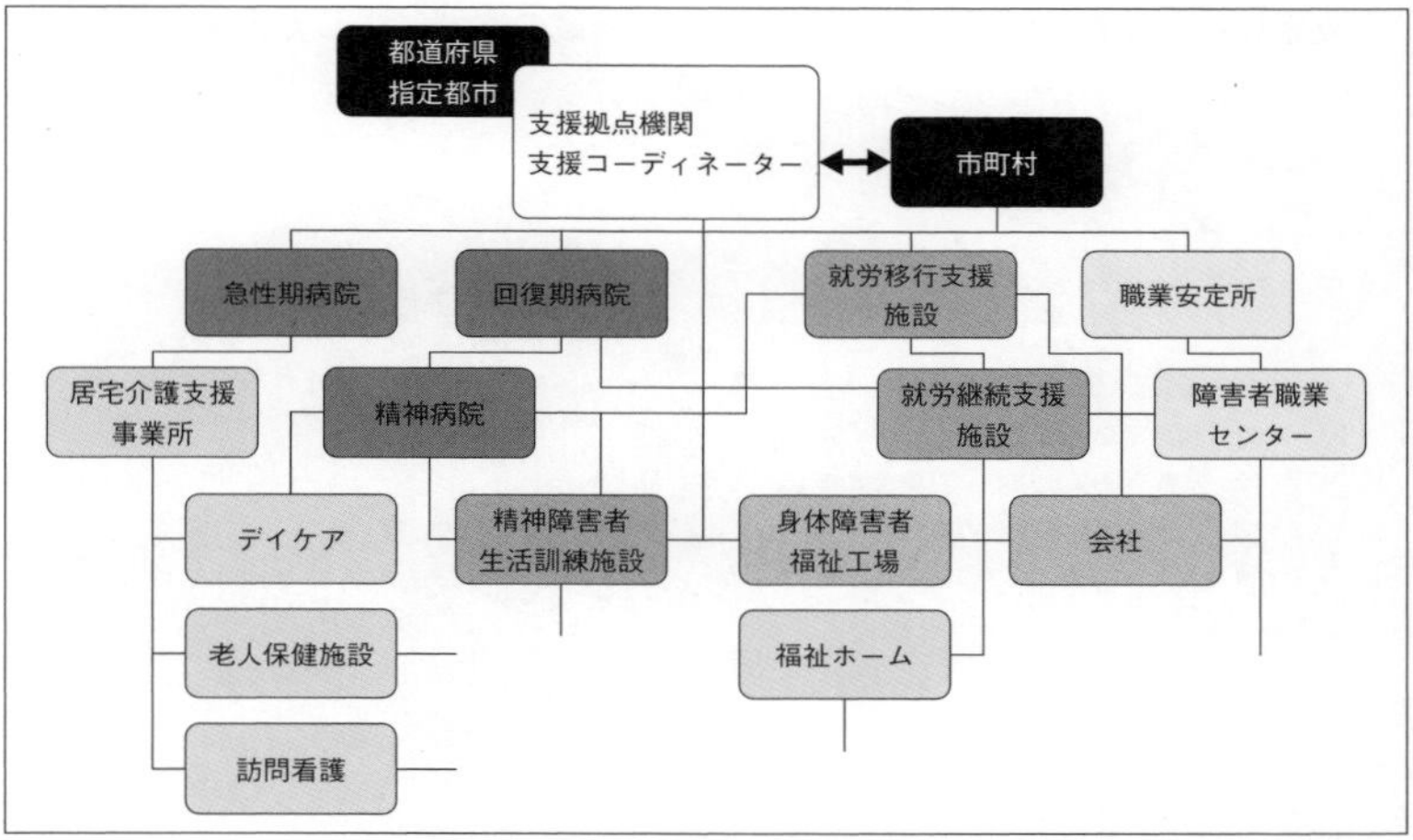

図13　地域支援ネットワークの構築（白山靖彦）

スするのである。もちろん入院中に支援拠点機関を訪れて予め準備をすることも可能であれば、何事か困ったことが生じてからでも構わない。

この図に欠けているのは学校である。高次脳機能障害者がまだ学齢期にある事例では、学校に戻すことが社会復帰である。他方、就職した経験がない若者にとって就労は復帰ではなく新参であり、その困難さは労働の専門家が指摘するところである。それはそのとおりであるとしても、学校にはやがて卒業する時期がやってくることから教育、福祉、労働の3分野の協力なくして子の未来を考えることはできない。

地域支援ネットワークの中心拠点は、機関としては地方支援拠点機関であり、人については支援コーディネーターである。モデル事業時代の地方拠点病院から地方支援拠点機関（以下、支援拠点機関）に呼称を変更したことで、医療機関に限定しないことを明確にした。ただし全国展開となると、まずこれ

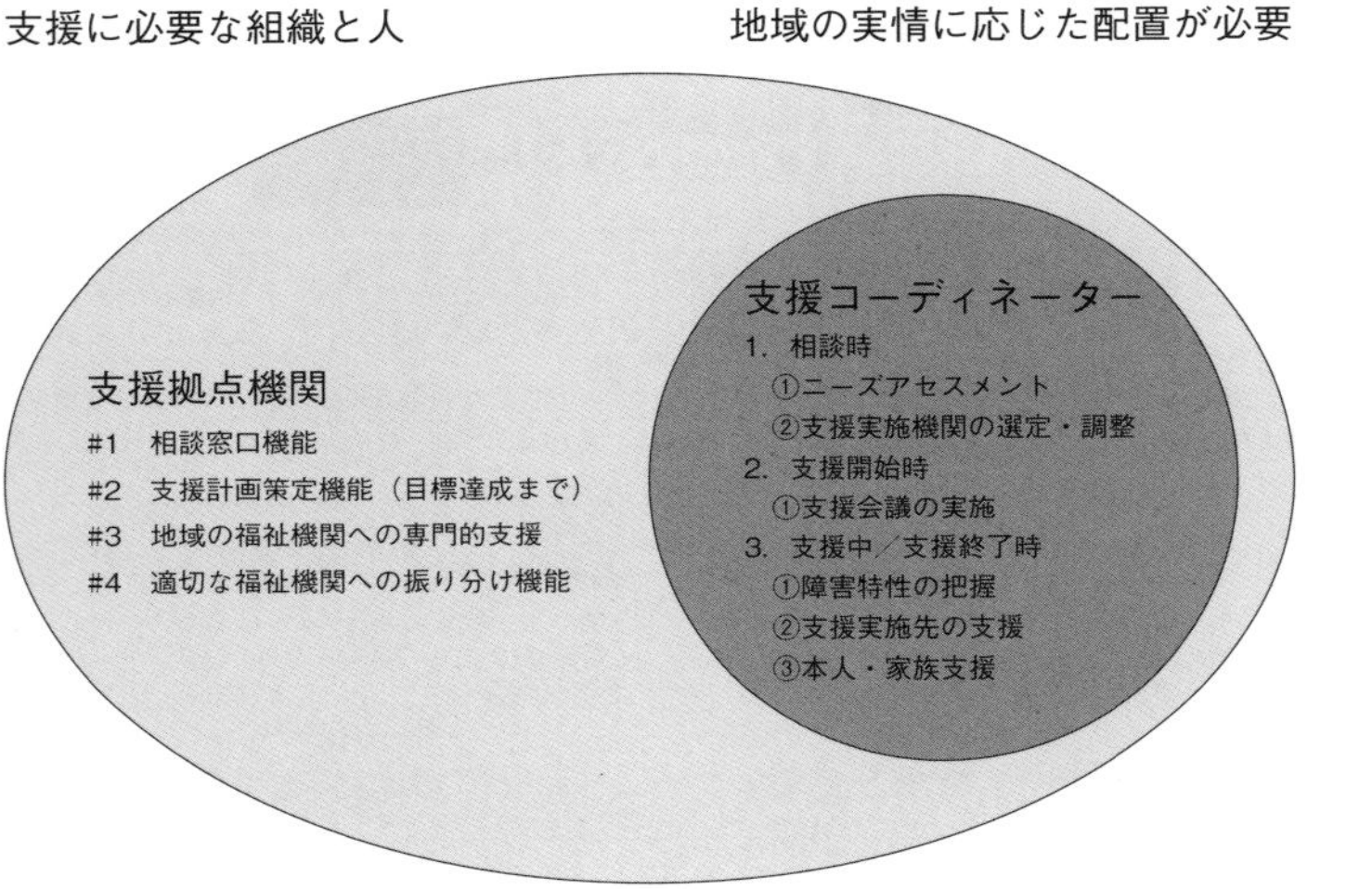
支援に必要な組織と人
地域の実情に応じた配置が必要
支援拠点機関
#1　相談窓口機能
#2　支援計画策定機能（目標達成まで）
#3　地域の福祉機関への専門的支援
#4　適切な福祉機関への振り分け機能
支援コーディネーター
1．相談時
①ニーズアセスメント
②支援実施機関の選定・調整
2．支援開始時
①支援会議の実施
3．支援中／支援終了時
①障害特性の把握
②支援実施先の支援
③本人・家族支援

図14　支援拠点機関と支援コーディネーター

らを設置することから始め、機能するようになるまでに一定の時間を必要とすることはやむを得ないことである。一方で「いいと思ったらなぜ明日から始めないいんだ」という当事者の母親の叫びを聞く機会があり、今も耳に残る。

一口に支援コーディネーターと言ってみてもそのように教育を受けた人がいる訳ではない。そこで人作りと言っても無償のボランティアではできることには限りがある。当初から厚生労働科学研究費による支援コーディネーター育成研究が始まり、全国からモデル事業時代に支援コーディネーターを務めた人たちが集められ意見を聴取した。それだけではなく、事業方針に沿った役割の共通認識がその場で図られた（**図14**）。

以上のことを実現するために事業実施主体である国立身体障害者リハビリテーションセンターは3つの事業を構想し、実行した。1つめは地方支援拠点機関連絡協議会（以下、連絡協議会）の運用であり、47都道府県の行政担当者及び地方支援拠点機関運営担当者がメンバーである。第1回地方支援拠点機関等全国連絡協議会は2006年10月20日に東京で開催された。2つめが全国支援コーディネーター会議（以下、支援コーディネーター会議）であり、支援コーディネーターに向けた講演会に加え、テーマを決めて自ら討論することで知識と技術を高める場所とし、公開シンポジウムも併せて実施することとした。これは全国連絡協議会に遅れて開催を見た結果、実に強力な人間関係ができあがったことは特筆に値する。3つめは参加者を限定しない3日間にわたる研修事業で、国立リハビリセンターが元来実施していたリハビリテーション専門職向けの各種研修事業の中に加えられ、実に多様な職種の人たちの参加を得たばかりでなく、これを通じて支援普及事業の実務は各種専門職の間で急速に知られるようになっていった。3つそれぞれは同時期に始まったわけではないが、やがて連絡協議会と支援コーディネーター会議は年2回、研修は年1回の開催を常とするところに落ち着いた。極めて行政技術的なことではあるが、当時の支援普及事業実施要綱では国と地方の適切な関係性が保たれないということで一旦はこれを廃止し、改めて厚労省からの通知により各地方自治体に参加を呼びかけるという手順を踏むことになった。その上での実施要綱であり、内容に特段の変更はない。

確かにある地方自治体から私宛に連絡があり、国立リハビリセンターからの通知では県は動けないという内容であった。国と地方の明治以来の歴史性のあるこの関係に触れることは私にはできない。したがって本書で後に繰り返し使用する均霑化《きんてんか》という用語も国からの要請というようなものではなく、単純にどこでもそれができたら良いという意味合いに過ぎない。この頃になるといろいろなところから問い合わせが入った。中核市からは市議会で地域生活支援事業として高次脳機能障害対策を展

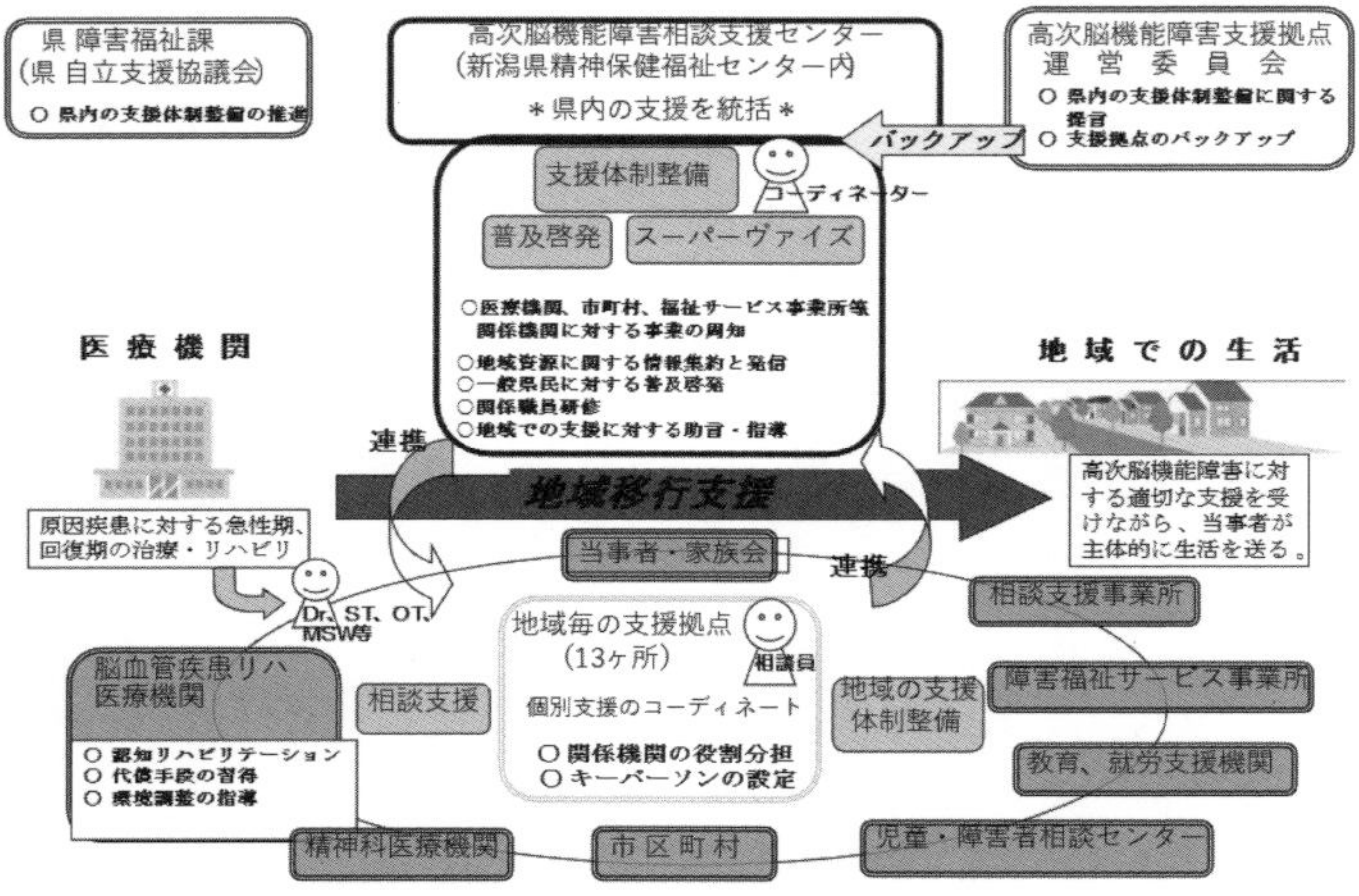

図15　新潟県の事業見取り図

開せよとの質疑が出たが、どうするのかという電話が入り、支援普及事業としては都道府県単位であるということで納得いただいたこともあった。

ともあれ地方拠点機関を設置した都道府県にあっては、それぞれが地域の実情にあった仕組みの構築に工夫を凝らした。もちろん受け身の姿勢で実情に合わせたということではなく、積極的に実現を目指す意図も示された。**図15**は新潟県の事業見取り図の一部である。最もオーソドックスな仕組みで各自治体に共通する点は多い。自立支援協議会の他に高次脳機能障害支援拠点運営委員会という名称で連絡協議会を設置した。県内13ヵ所の地域振興局に支援拠点を置くことで全国第5位の広大な面積をカバーしようとしていることがわかる。

図16は東京都の支援拠点機関である東京都心身障害者福祉センターの機能についての解説であり、見出しにある「既存機能の活用」は、これを謳ったことでどの自治体も腹が固まったといえよう。新たに高次脳機

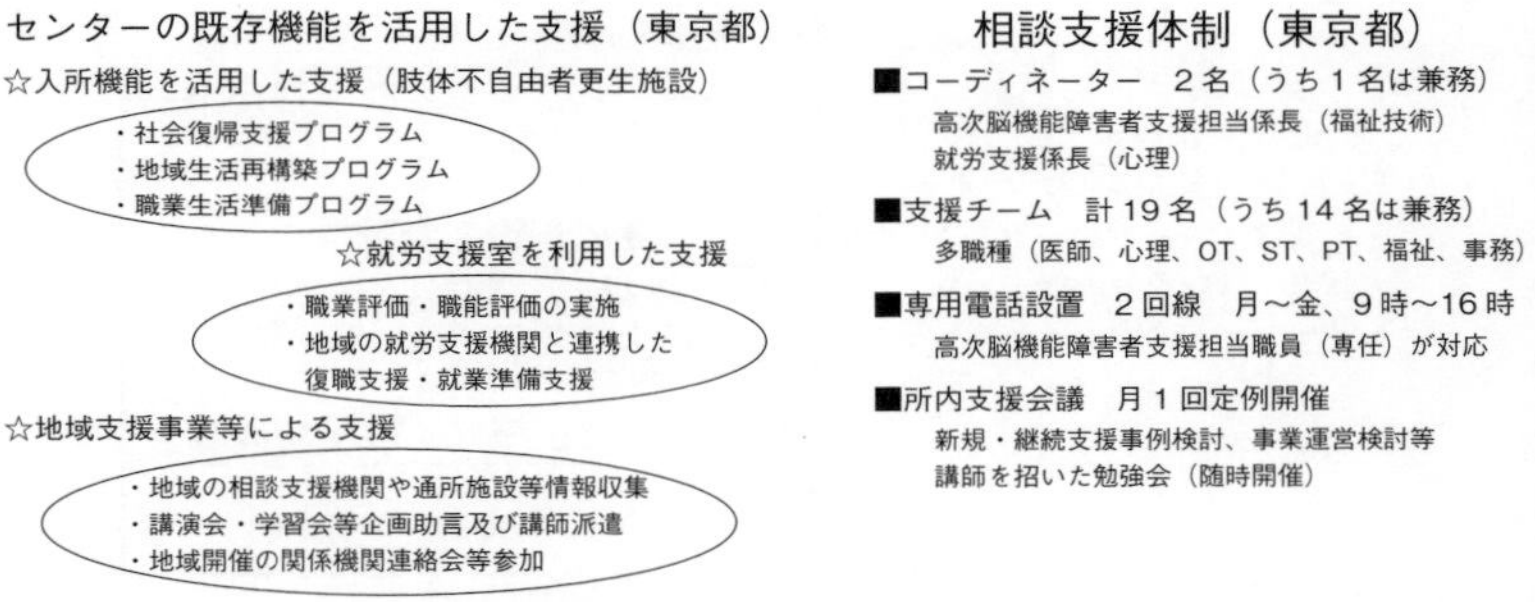
センターの既存機能を活用した支援（東京都）
☆入所機能を活用した支援（肢体不自由者更生施設）
・社会復帰支援プログラム
・地域生活再構築プログラム
・職業生活準備プログラム
☆就労支援室を利用した支援
・職業評価・職能評価の実施
・地域の就労支援機関と連携した
復職支援・就業準備支援
☆地域支援事業等による支援
・地域の相談支援機関や通所施設等情報収集
・講演会・学習会等企画助言及び講師派遣
・地域開催の関係機関連絡会等参加
相談支援体制（東京都）
■コーディネーター　２名（うち１名は兼務）
高次脳機能障害者支援担当係長（福祉技術）
就労支援係長（心理）
■支援チーム　計 19 名（うち 14 名は兼務）
多職種（医師、心理、OT、ST、PT、福祉、事務）
■専用電話設置　２回線　月～金、９時～16 時
高次脳機能障害者支援担当職員（専任）が対応
■所内支援会議　月１回定例開催
新規・継続支援事例検討、事業運営検討等
講師を招いた勉強会（随時開催）

図16　東京都心身障害者福祉センターの機能（田中眞知子）

能障害専門の役割をもつ施設、人員を配置するのではなく、既存のものに溶け込ませていくということを明確にしたことの意義は大きい。しかしよく見ると相談支援体制のなかで、兼務の数字を差し引くと専任スタッフが6名いることがわかる。これはすごい。東京都は、ここにも熱血課長がいたし、素養豊かな係長もいた。その事業運営は高次脳機能障害者数の調査から常に国に先行していて、その成果を毎年訪問を受け都の運営方針とともに説明を受けたが、都官僚の心意気を常に感じた。特別区はそれぞれ独自の取り組みを見せ、23区についていえばマレー半島におけるシンガポールを見るような気がした。

また広島県では別途**図17**のように就労を意識した仕組みを構築し、運用した。就労について困難が伴うのがハローワークが国に帰属する機関であったり、広島障害者職業能力開発校が国立県営であったりするために協力関係を構築するのに多大なエネルギーを必要とすることである。しかしそれを乗り越えようとする意気に感じない訳にはいかない。それぞれが何が必要であるかを意識したことから特異な取り組みが諸

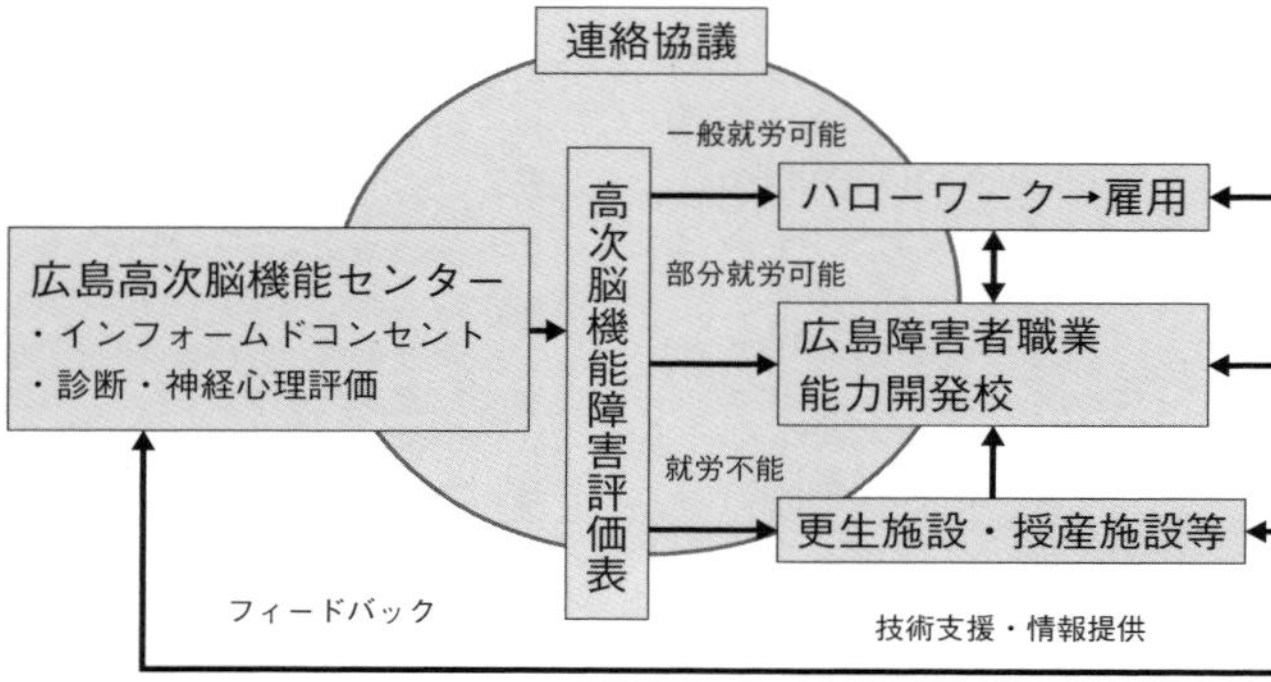

図17　広島県の就労に向けた取り組み（丸石正治）

所で生まれた。もちろんいずれの取り組みも常に改善を繰り返しているので、今日まで同じ図式で続いている訳ではない。

大阪は救急医療のメッカと呼べるところで、その仕組みを作るために大阪大学附属病院特殊救急部（現・救命救急センター）と組んだ大阪府の力量は知れる。そこで部長職を勤めた人が現職中のある時ふと、これらの救急患者は退院した後にどのように暮らしているのだろうかと思ったという。そこで初めて大阪に医療と福祉の接点が意識されたことになろう。高次脳機能障害者支援に向けた大阪の取り組みの始まりは医療圏域ごとに、また毎年4月に人が入れ替わるたびに研修を行った結果、府の福祉担当者で研修を受けたことがない者がいないという点で迫力に満ちたものだった。**図18**は大阪府が参加した地域生活支援拠点等整備推進モデル事業の取り組みの検証で用いられた図の一部であり、支援普及事業ではその検証が生かされた。その要点は、当初は自然発生的なものも含めてごく限られた地域でのネットワークが形成され、それが次第に圏域内ネットワークに発展したところで連絡調整会議が設置される。どの圏域にもそのようなネットワーク

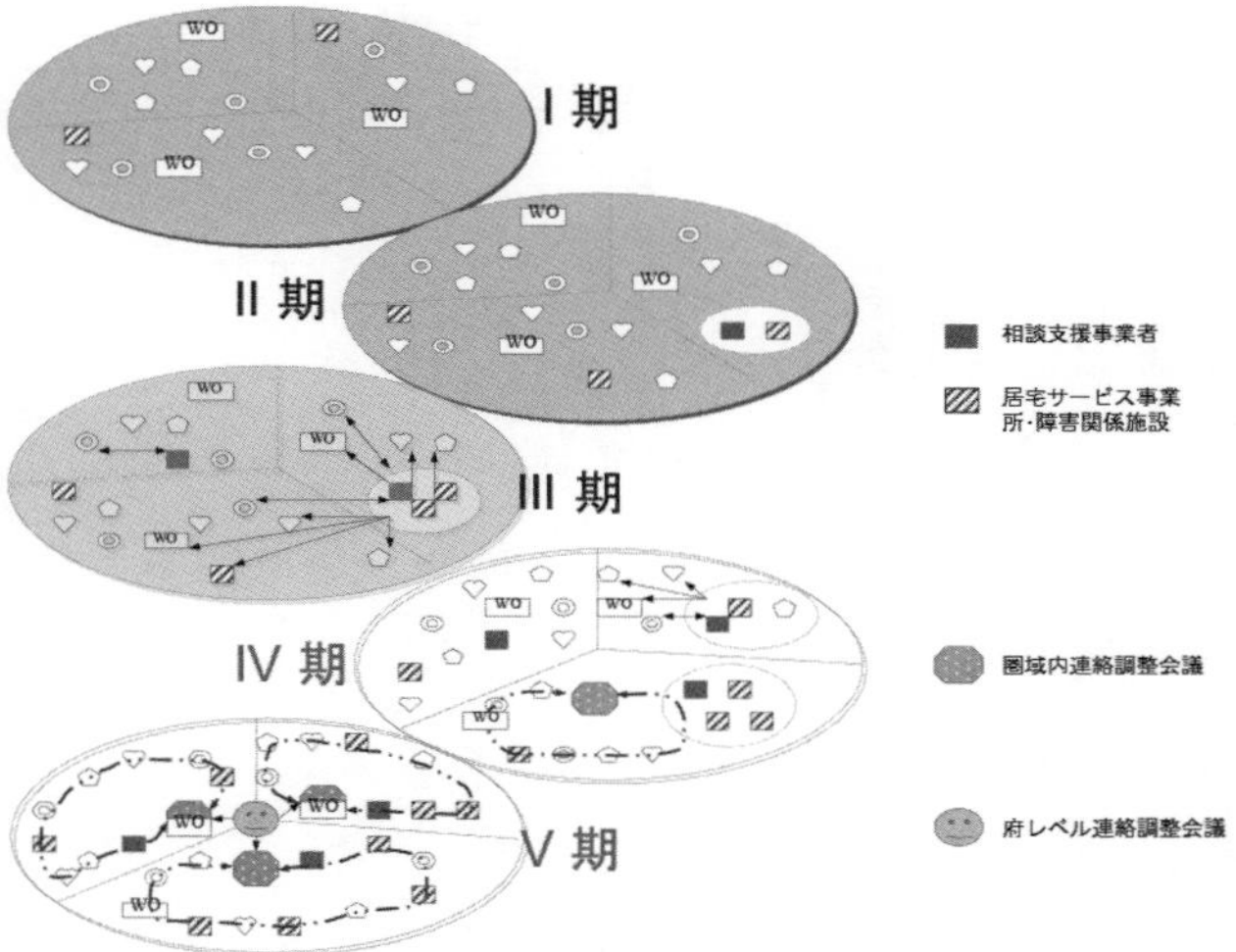

図18　大阪府でのネットワーク構築の発展段階

（高原伸幸：地域自立ステップアップ—どのように発展させるか—．自立支援協議会の運営マニュアル（自立支援協議会の運営マニュアルの作成・普及事業企画編集委員会企画・編集）．日本障害者リハビリテーション協会，東京，p71, 2008をもとに正岡悟作成）

ができたところで最後に府レベルの連絡調整会議を設置するというボトムアップ型であり、行政手法として興味深い。

支援普及事業は全国を北海道、東北、関東甲信越、東京、東海、北陸、近畿、中国、四国、九州沖縄の10ブロックに分け、ブロック統括自治体を設定した（**表9**）。それぞれのブロックでブロック会議を設け、意見交換する場とし、ブロック内の事業平準化を目指した。実はこのブロック会議を実行する予算建てがなく、持ち回りで会議をもつ際に一旦自治体に下した予算をブロック全体に還元することも難しい状況に直面した。そこで厚生労働科学研究班（以下、研究班）（巻末資料7）を構築し、研究費補助金の一部で運営するという

表9　ブロックの設定と統括自治体（丸印）

ブロック名	都道府県名
北海道ブロック	（北海道）
東北ブロック	青森県、岩手県、（宮城県）、秋田県、山形県、福島県
関東甲信越ブロック	茨城県、栃木県、群馬県、（埼玉県）、千葉県、神奈川県 新潟県、山梨県、長野県
東京ブロック	（東京都）
東海ブロック	岐阜県、静岡県、（愛知県）、三重県
北陸ブロック	福井県、（富山県）、石川県、
近畿ブロック	滋賀県、京都府、（大阪府）、兵庫県、奈良県、和歌山県
中国ブロック	鳥取県、島根県、岡山県、（広島県）、山口県
四国ブロック	（徳島県）、香川県、愛媛県、高知県
九州沖縄ブロック	（福岡県）、佐賀県、長崎県、熊本県、大分県、宮崎県、鹿児島県 沖縄県

異例の方法が厚労省の方針となり、平成19（2007）年度から本格的に活動が始まった。厚生労働科学研究費を用いて各ブロック内の連絡協議会と研修事業を持ち、その中心に分担研究者を据えたのである。巻末資料6と7の名簿を比較すれば分担研究者が各ブロックの代表であることがわかる。各自治体の行政担当者がびっくりしたのはいうまでもないが、各ブロックの代表となった研究者の熱心な活動により地域支援ネットワークの構築には大変な成果を上げ、そこで積み上げられた諸データは国立リハビリセン

ターに集積・集約分析され、事業の一大財産となった。研究分担者はおおむね医学部教授、地域のリハビリテーションセンター長といった人たちで医師が主体であったため、逆に行政と福祉には不慣れな人もいないではなかった。あるブロックの代表となった教授は、私からの依頼の際は猫なで声で就任を促されたのに、後日具体的に何をすれば良いのか問い合わせたら、そのようなことは自分で考えるんだよと冷たく言い放たれたと今日なお述懐している。繰り返しになるが、この研究分担者たちは紛れもなく強力であり、行政と福祉に目覚めるとこのようになるのかと驚きもした。東北地方にあっては持ち回りで6県がブロック会議を開催したが、県知事または副知事が挨拶に出るのが常だった。

中には千葉県のように他の地方自治体との連携を独自に活発に行う自治体もあり、平成19（2007）年度にはすでに青森から鹿児島まで13府県と研修を始めとして協働事業をもっていた。事業実施当時には千葉県にできるでしょうかと言っていたものが、この頃には千葉が変われば日本が変わると明言するところまで変貌を遂げていた。知事の交代があり、新知事のために用意していた予算が投入されたとも聞いた。また、支援普及事業で定めたブロックとは無関係に環瀬戸内ネットワーク会議なるものが瀬戸内海に面した山陽道、四国にある6県の支援拠点機関によりもたれ、協働して事業推進を図るという目新しい取り組みも始まった。事業推進といった大きな情報交換だけに終始せず、実際に患者、障害者が瀬戸内海を渡って向いの県に移動することは普通にあることから、そのような事例への対応などきめ細かな対処についても話し合われていることには驚きを覚えた。

以上のようなシステムは平成26（2014）年度に研究事業を終了するまで継続した。終了にあたっては現場の担当者からブロック会議を通じた他の自治体との協議と情報交換が有用であったということとで継続の希望が強く示された。そこでブロック会議の費用立てを考える必要が生じ、一般に自治体の経費を他の自治体との協議に使用することには困難を伴うものの、厚労省からの通知にブロック会議の開催を促す一文を加えることを担当課長が了承することで解決した。

モデル事業が研究と事業遂行を並行して進めるという異例ともいえるような方式によって推し進められたことはすでに触れた。行政における新規事業はどのようなものであっても研究なくしては成り立たない。一般事業化した支援普及事業においても常に研究班の力を必要とし、研究班はよくそれに応えた。行政研究にはいろいろな研究目的があれば、研究手法もさまざまである一方、大学の研究室が自発的に実施する調査研究とは異なり成果を利用する主体が明確である。本事業では常に解決を必要とするもの（こと）が何であるかを明確にし、その解決に必要な手段を講じるために研究が続けられた。成果の利用主体はそれぞれの地域であった。

一般事業化されてからは裁量的経費に含まれる地域生活支援事業のなかの都道府県が実施すべき必須事業（2分の1補助事業）であり、年間400億円の予算の内数として予算化されていた。県境を越えて開催されるブロック会議はすべての地域で間断なく開催され続け、それぞれの自治体がデータを持ち寄り地域でのニーズおよび対応方法について繰り返し議論された。これには行政職にあるスタッフも参加し、広域での意見・情報交換のみならず県境を越えて移動する障害者の手続き上の取扱いにも功を奏した。どのブロックにも最も共通した課題は専門家の不足であり、そのために県境を越えて講師を融通しあいながら研修会、講演会が持たれた。開催数は2009年にはすでに全国で200回を超え、その後も増え続けた。医大が全国に81あり、どの都道府県でも医療に関する問題を考える時には概ね県内で自己完結的に対応できるのとは異なり、高次脳機能障害者の医療から福祉までの支援体系の構築は当時にあっては単独の県では困難なことも多く、より広域での協働を促す必要がありそれはうまくいったといえよう。

先に述べたように大都市特例を伴わずに出発した支援普及事業であったが、札幌市、福岡市、北九州市、名古屋市のようにモデル事業を経験した政令市はともかくとして、横浜市、川崎市、仙台市、京都市を始めとしていくつもの政令市が独自の事業を立ち上げ、充実した成果を生んだ。

4　障害者施策推進本部による重点施策

首相が小泉純一郎氏から福田康夫氏に代わった頃、内閣にある障害者施策推進本部から２００７年12月25日に本部通知として重点施策実施５か年計画（平成20～24年度）が発出され、そのなかで支援普及事業の大目標が示された。第６項保健・医療に「高次脳機能障害の支援拠点機関の設置等」（**表10**）が掲げられ、全都道府県に支援拠点機関を平成24年度までに設置することが数値目標となった。それ以外の内容はモデル事業以来の継続事項であり、当時すでに進行中のことであったが支援普及事業にとっては大きな追い風になった。当然厚労省スタッフの尽力による。その成果は顕著であり、平成18年度初めに支援拠点を持つ自治体数は12であったものが、平成18年度末に18、平成20年度末に42と増え、平成22年6月に全国47都道府県すべてに支援拠点ができた。それればかりではない。支援拠点を前述のように病院に限定しないということから各自治体でそれぞれの地域に合った多様な施設が

表10　障害者施策推進本部と重点施策実施5か年計画

障害者施策推進本部 本部長：内閣総理大臣 副本部長：内閣官房長官、内閣府特命担当大臣（障害者施策） 本部員：他のすべての国務大臣 **重点施策実施5か年計画（平成20～24年度）** **平成19年（2007年）12月25日障害者施策推進本部決定** **6 保健・医療** **○高次脳機能障害の支援拠点機関の設置等** ア　高次脳機能障害への支援を行うための支援拠点機関を、全都道府県に設置する。 イ　国立専門機関等において、高次脳機能障害のための認知リハビリテーション技法の確立や評価尺度の開発を推進するとともに、高次脳機能障害者に対する都道府県単位の支援ネットワークに対する専門的な支援を行い、その支援技術の普及を図る。 **数値目標・達成期間** 高次脳機能障害支援拠点 18都道府県〔18年度末〕→全都道府県〔24年度〕

（内閣府：障害者施策推進本部の設置について．2000，内閣府：新たな「重点施策実施5か年計画」策定．2007）

支援拠点として名乗りを挙げた。それこそ社会福祉法人がその役割を担うという自治体も現れ、そのなかで静岡県は4つの支援拠点機関のすべてがそうである。佐賀県でこのような例を実際に見学したところ、役所臭さのない点だけでも魅力的な存在であった。しかも障害当事者が支援普及事業に加わるという事例にもつながった。その評価がなされているわけではないが、相談しやすいという面は無論のこと、役所がそれを述べたら喧嘩になるだけといった否定的なことがピアカウンセリングならではの落ち着いた雰囲気で伝えられるという利点もあるだろう。さらには香川、大阪という全国で最小の面積をもつ自治体であればともかくとして、北海道のように巨大な面積をもつ自治体で支援拠点がたったひとつというわけにはいかず、保健所がその役割を担うということで、2020年時点で道内に35ヵ所の支援拠点が設置されていて、その大部分が保健所である。保健所が支援拠点になっている自治体は北海道をおいて他にはない。保健所が福祉関連の業務を行うことは所掌事務の観点からすればにわかには信じられないことで、その柔軟性は特筆に値する。このように自治体内に複数の支援拠点機関をもつことはひとえに自治体の判断によった。

5　一般事業開始後の社会点描

高次脳機能障害という用語は、テレビによる頭部外傷後の暴れる事例の紹介を端緒としてマスコミに取り上げられる頻度が格段に増し、耳にしたことがあるという人が普通になった。そう言えば家族には居ないが親戚には居る、あるいは町内には居るという言い方は時々耳にし、開業医が糖尿病で通う外来患者のなかに居ると述べることもあり、障害者実数に鑑みればいずれもほぼほぼ合致するような話である。そのマスコミの対応であるが、2000年からの10年間は実に熱心に報道がなされ、高次脳機能障害の病態から行政的対応まで広範囲にわたる実態をよく伝えてくれたと思う。テレビや新聞の記者のなかには理解がとてもよい人が多く、報道に不満をもつことは少なかった。それがピークアウトし、報道件数が減ったのは一般事業化がある程度軌道に乗り、ニュースとしての新奇性が減少したことが理由であり、むしろ好ましいことである。もちろんこの領域で目指す課題がなくなったわけではない。

障害者手帳については精神障害者保健福祉手帳の取得が可能になったわけだが、モデル事業開始時点から精神にしたら取得をためらう者が出るという話にはすでに触れた。それはどのようになっただろうか。際立って肯定的な意見として、それによって十分なサービス利用ができるのだったら喜んで手帳を申請するという家族がいることを直に確認することができ、正直嬉しく思った。その一方で、当時者自身が精神では嫌だという事例にも今なお接し、いずれも併存する状況については20年近くを経た現在も変わりがないといえる。いや、「サービスが受けられるなら」という心中に否定的な感情を押し殺したような感情がまったくないかといえばそうでないのは無論のことである。

まったく意外だったのは、外傷性脳損傷の主因ともいえる交通事故について自動車に向けた怨嗟の声を聞くことがまったくなかったことである。むしろ高次脳機能障害をもってもなお運転できるような方策はないのかという依頼ばかりであった。著者がたまたま東京に居住していて日常的に車を使用することがないことから、家族の数だけ車を持つ生活に目を向けられなかったことは杜撰であった。1970年代に宇沢弘文が『自動車の社会的費用』を著すことで明確になったモータリゼーションに向けた批判的視点にはまだ曖昧にしか意識されなかった高次脳機能障害は、一層の否定的側面が強調されるかと思いきやまったくそのようなことはなく、EVと自動運転に掻き消されようとしている。荘子が機械を使う人間の無自覚を指摘するが、効率の欲こそが文明進化の根源とすればよほど根の深い話なのであろう。

では学問の世界ではどうか。医學中央雑誌という検索専門誌で〝原著論文〟と〝高次脳機能障害〟をキーワードにした際のヒット数は1980年は0件、1990年38件、2000年42件、2001年(モデル事業開始年）55件、２００２年95件、２００３年１１０件、２０１０年１３７件、２０１５年１１３件であった。行政における高次脳機能障害支援の整備に伴って学術論文も如実に増えたことは確実である。行政活動が学問を刺激したといって差し支えない。また日本失語症学会はモデル事業中途の２００３年に日本高次脳機能学会に名称変更した。国立身体障害者リハビリテーションセンターは３障害すべてにわたってその機能を発揮できるようにとの考えから２００８年に国立障害者リハビリテーションセンターに名称変更した。

6 研究班の活動

この研究班が担った業務として、平成18（２００６）～20（２００８）年度3ヵ年のまとめの報告書のなかで「主任研究者と分担研究者による提案」と題して行った提言があった。研究者登録されている者はほとんどが医師であり、大学医学部の臨床医学の教授が半数を占める。かなりの分量であるばかりか、まずそのような提案を医学部臨床分野の教授が持ち得るかと思うような内容でもある。平成20（２００８）年度も末ごろになると支援拠点機関のある自治体も47都道府県のうち40を超え、それぞれのブロック会議でも行政側と研究者側の情報共有が割合スムーズになりつつあり、そのような提案を作成するのに行政担当者、福祉の現場担当者等の多分野、多職種の人の意見が集約されて最終的に研究班の報告書に掲載できるようになっていた。もちろんそこにぎくしゃくした関係がまったくなかったというようなことはない。しかしブロック会議の議長役を任せた医学部の教授たちにはそれをまとめ上げる力があった。加えて行政的見地から物事を理解することもできた。また厚労省から見て研究班はどこまでも研究班であるので施策に資する見解を取りまとめる場所であって、この見解のすべてが直ちに実施に移行したわけではない。しかしその後の施策を見ればこの見解が反映されたものも多い。

そこで実現された見解のうちのいくつかについて触れることにする。まず医療機関で高次脳機能障害の診断治療にかかわる保険診療については、それまではボランティアに頼っていたいくつかの神経心理学的検査に診療報酬が付いた。これは高次脳機能障害を積極的に診断することに役立った。回復期リハビリ病院への入院期間が1ヵ月余分に認められ、改めて高次脳機能障害のリハビリテーションを実施する医療機関の増加をもたらした。後述するように診療報酬等だけが理由ではなく、障害者手帳や障害年金を受けるためにも医療機関での診断が必要であることの認識が定着したこともあろう。また職種面では、高次脳機能障害の訓練に当たる作業療法士の役割がクローズアップされる一方で、診断および訓練に当たる臨床心理士の役割が注目された。後者についてはその後公認心理師という国家資格が作られ、高次脳機能障害の診断治療の面でさらなる前進をもたらした。

次いで支援コーディネーターがすべての都道府県に配置され、支援普及事業実施の過程でその役割の重要性が再確認された。支援コーディネーターが担当する相談支援事業は内容が広範であり、質の向上のためには学習の機会が絶対的に必要であった。また国全体での整合性のためには顔を合わせて意見のすり合わせをする場も必要であり、それまで別途研究班を立てて支援コーディネーター向けのワークショップを開催し、任意の参加を求めていた。これを発展させ、全国連絡協議会と合わせる様式で全国支援コーディネーター会議を平成21（２００９）年度から年２回開催し参加を義務付けることになった。それまでも各ブロック内で支援コーディネーター会議が持たれていたが、２０１０年に全都道府県に支援拠点機関設置が完了した際に全国会議をもつことにより、ブロック会議ですり合わせたことを中央でさらに調整することが可能になった。この時点で全国の支援コーディネーターの総数は57名である。これで事業の現場での体制が整うばかりか平準化がなされ、以後の支援普及事業推進の原動力となった。自治体からの指名による支援コーディネーターはとても仲が良く、この頃になると電子メールのやり取りが一般的になったことも相俟ってブロックの枠を越えて相互の意見交換がなされたことは想定を超えた。また、すでにこの時点で支援コーディネーターのバーンアウトについて検討を加えることが提案されていることは、楽な業務ではないことと、その一方で入れあげてしまうスタッフがいたことを示している。

7　高次脳機能障害と精神障害者保健福祉手帳

高次脳機能障害は器質性精神疾患として精神障害者保健福祉手帳取得の対象である。障害者自立支援法に基づくサービスは障害者手帳をもって初めて利用できるようになるが、精神障害に限り障害者手帳を所持しなくても医師の診断書のみで障害者自立支援法に基づく支援サービスを利用することができる（平成18年3月22日厚生労働省社会・援護局障害保健福祉部精神保健福祉課通知）。ただし、毎年診断書を提出する必要があり、手帳所持を前提とする民間の割引制度が使えないなどの違いがある他に、地域によってはこのような診断書を根拠とする支援サービス提供に不慣れである場合がある。

精神障害者保健福祉手帳を取得することで利用が可能になる障害福祉サービスは、障害の程度、介護者や居住等の状況を踏まえて個別に支給決定する自立支援給付と、地域の特性や利用者の状況に応じた事業形態により実施する地域生活支援事業とに大別され、高次脳機能障害者は、その時々の障害の状況に応じた利用が可能である。また、高次脳機能障害者が通院による精神医療を継続的に必要とする病態にある場合、その精神通院医療について、自立支援医療の対象となり、医療保険の自己負担額が軽減される。高次脳機能障害者については従来からハローワーク、地域障害者職業センター等による職業リハビリテーションサービスの対象となっていて、精神保健福祉手帳等障害者手帳を取得することにより、障害者雇用率への算定が認められる。その他、手帳取得により所得税、住民税に係る税制上の優遇措置、NHKの受信料の免除の他、自治体によっては公共交通機関の交通費助成、公営住宅使用料の減免などを受けられる場合がある。

高次脳機能障害者は外傷性脳損傷や脳血管障害などを原因疾患とするために、精神科を受診する機会が多くなく、精神障害者保健福祉手帳を申請するための診断書作成は従来から精神科医によらなくても診療を継続している担当医で良いとされた。従来、てんかんの診断書は内科医が主治医の場合であれば内科医が作成して良いという記載項目をそのまま高次脳機能障害にも適用した。それまでは意識に薄かったのだが、前述のように障害年金申請のための診断書は旧来から精神科医に限定されていて、その後もしばらくはその状態が続いていた。そこで社会保険庁に向けて改善のための要望書が出された（巻末資料8）。これはやがて高次脳機能障害という用語が障害年金にあっても独立した障害名として扱われるようになったことを契機に解決した。

診断書の発行について支援拠点機関に精神障害者保健福祉手帳取得のための診断機能を持たせることなどが提案されたこともあった。これは申請診断書の書式が高次脳機能障害申請のためにはとても使いにくいものであったことと、ボタンの掛け違いから日本医師会に事業推進への依頼ができなかったことで多くの医師に理解が行き届かなかったことによる。しかし今日診断書の書式は高次脳機能障害を意識して使いやすいものに変更されただけでなく、高次脳機能障害が障害名として登録された（後述）。日本医師会は２０１６年には日本医師会雑誌で高次脳機能障害の特集号を出すなど医師の関心を高めることに協力的であり、著者の地方公演に際しては各地の医師会会員の参加をみるのが常であった。何よりも病院での高次脳機能障害への取り組みの深化は格別のものとなり瞠目するばかりである。

高次脳機能障害との異同が常に議論の対象となる失語症の取扱いは微妙なものであった。当時も現在も制度上、身体障害者手帳交付の対象となっている失語症を仮に精神障害者保健福祉手帳の対象とすると利用可能なサービスの内容が限定され、サービス低下につながると考えられた。そこで今も身体障害者手帳の対象であることに変わりはない。高次脳機能障害が手帳も交付されないという出発点をもっていたことに比べれば、失語症は手帳交付の対象であり、言語聴覚士という失語症を担当する国家資格に基づく専門職がいた。平成21（２００９）年度からの厚生労働研究の班員に失語症者の生活困難度について調査を担当する分担研究者を置くことによりわかったことは失語症者の病院退院以降の生活の困難であった。制度に結びつくための成果にはなお時間をかける必要があったものの、行政サービスの運用上での一体化を図るために平成25（2013）年度から支援普及事業の名称が「高次脳機能障害及びその関連障害に対する支援普及事業」に変更となり、その関連する障害とは失語症のことである。

8　支援普及事業の発展

2010年に全都道府県に支援拠点機関が設置されるに至り、研究班が収集するデータが文字どおり全国的なものになり、取り扱うデータは膨大なものになった。毎年このような各自治体に関する数字が収集され、研究班での集約分析の後、結果を再び自治体に還元することを繰り返したことで事業の進捗確認と進展を図り、研究班事業としては平成26（2014）年度まで続けられた。もちろん別途データの収集はその後も引き続き実施されているのは言うまでもない。そればかりではなく研究班はデータの解析結果を踏まえつつ、その都度重要かつ詳細な提言をした。特に事業開始から3年経ったところで平成21（2009）年度に研究班によってまとめられた提言は1万4000字を超える内容があり、その後の事業を決定付けた。

そのデータのなかからいくつかを紹介したい。当該年度の1年間の相談件数では直接相談と間接相談を合わせてのべ6万4695件であった。「直接相談」は、支援コーディネーターが高次脳機能障害者・家族から対面または電話などにより直接的に相談を受けたもの、「間接相談」は、他の医療機関や社会福祉施設などを経由して間接的に相談を受けたものである。この時点での支援コーディネーター数は178人であるから単純に割り算すると1人が年間にのべ363件の相談を受けていることになる。支援コーディネーターが相談支援のための専従職員であることは少なく、応対している時間だけで対応が終わる訳ではないことから相当にハードな業務であると言える。

そのような支援コーディネーターに就いているスタッフの職種は18に及んだ。最も多いのは社会福祉士であり、作業療法士、心理職、言語聴覚士、精神保健福祉士が主だったところである。医師、家族、行政が入っている点が目を惹くところでもある。当然専門性は問われるものの、一定の講習なり研修なりを受けることによってそれを可能にするシステムの構築を図ったことの成果でもある。その中心的役割を果たした研修会は国立リハセンターが2001年から2泊3日の長時間にわたって開催した高次脳機能障害研修会であった。さらには国立リハセンターは自らが開催する作業療法士研修会を始めその他の研修会にも高次脳機能障害支援の講義を加えるような多様な形式で研修を実施した。

一方、それぞれの地方でも研修会・講習会が自主的に開催され、支援普及事業の一環として自主的に開催した分だけで平成23（2011）年度に全国で227回を数え、参加者は1万9410人に上った。当事者、家族の参加もあるが基本的には高次脳機能障害に業務として携わる医療・福祉関係者が主体であり、この数字は想像を超えるものであった。いかに各自治体が協力的であったかに尽きる。

加えて活動の項目では、大部分の都道府県でリーフレットが作成され、WEB上のホームページ作成も同様であったのは時代の反映である。これらのリーフレットは実に工夫が凝らされているばかりではなく、そのまま学術雑誌の特集号の総説として掲載できるほどに質量ともに優れた例が、それも複数あり、国が今さら啓発資料を何か作成する必要があるだろうかと顔色を失わせるレベルに達し

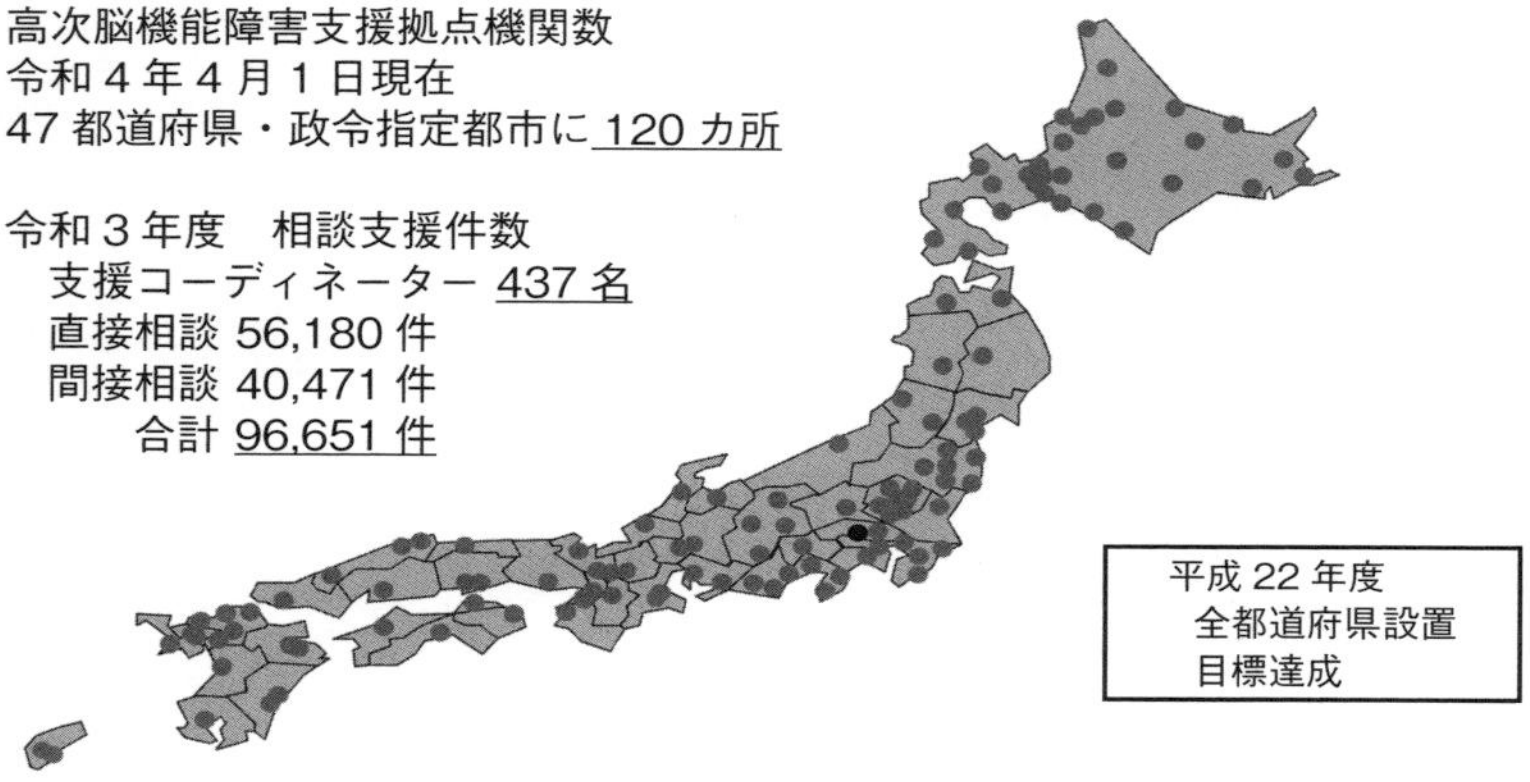
高次脳機能障害支援拠点機関数
令和４年４月１日現在
47 都道府県・政令指定都市に 120 カ所
令和３年度　相談支援件数
支援コーディネーター 437 名
直接相談 56,180 件
間接相談 40,471 件
合計 96,651 件
平成 22 年度
全都道府県設置
目標達成

図19　令和３年度高次脳機能障害支援拠点機関分布図
（国立障害者リハビリテーションセンター高次脳機能障害情報・支援センター：全国の相談支援体制の整備状況．令和4年4月1日現在より）

ていた。

このようにして平成23（２０１１）年度が過ぎてゆき、この年に年間6万件を超えた相談支援実績はやがて10万件を数えるようになり、その後はほぼ毎年同じような数字を示すようになった。いわゆるプラトーに達した状態でありひとつの目標を達成しているかのように見えるが、後述するように発掘せねばならない重要な事例が隠れたままになっている。

最新のデータ（２０２２年公表）を見ると支援拠点機関は全国に１２０ヵ所、支援コーディネーターは４３７人を数えている（**図19**）。また、年間に支援拠点機関を相談に訪れた人はのべ9万６６５１人であった（**表11**）。そこで都道府県別の数字を見れば疑問が湧くのは当然である。相談支援実績の数字が人口比になっていないのである。研究費を受け取っていると毎年評価委員会から研究進捗の確認のためのヒアリングの場が設けられ、そこで毎年指摘されるのがこの点である。事例収集にバイアスが掛

表11　令和3年度都道府県別支援拠点相談件数（のべ件数）

北海道	5,187	東京	665	滋賀	4,996	香川	449
青森	737	神奈川	1,920	京都	3,505	愛媛	10,274
岩手	1,171	新潟	1,614	大阪	7,309	高知	412
宮城	766	富山	2,068	兵庫	2,068	福岡	2,676
秋田	383	石川	942	奈良	2,284	佐賀	1,504
山形	679	福井	2,490	和歌山	854	長崎	378
福島	638	山梨	1,336	鳥取	497	熊本	474
茨城	1,442	長野	1,226	島根	3,600	大分	595
栃木	611	岐阜	112	岡山	885	宮崎	248
群馬	1,237	静岡	873	広島	2,502	鹿児島	535
埼玉	4,392	愛知	9,343	山口	1,594	沖縄	1,240
千葉	6,932	三重	554	徳島	454	合計	96,651

かっているのではないかという疑問は一再のことではなかった。しかしこれは事実である。支援普及事業は地域生活支援事業費という裁量的経費によって成り立っているので自治体の高次脳機能障害対策に向けた執行費の額にほぼ比例している。これが少ないからその自治体はけしからんという話にはならない。他の分野に振り向けられているからであって福祉全般に無関心というわけではない。例外は東京で、特別区に事業を下ろしていることから、その分は都としての実数に含まれていない。特別区の事業費を聞けば他の自治体は比較にならないほどである。

また時代の要請を受け、国立障害者リハビリテーションセンターに2011年10月に高次脳機能障害情報・支援センターが設置され、専属のスタッフも配置された。今日インターネットを通じてこのセンターのホームページを見ることができ、そこには各種資料が過去のものも含めて収められている。そのアクセス数は週間8000から9000件で推移し、年間では40万件を超えるまで

発症１年後の帰結：

対象者のプロフィール：
・対象者数：111 名（男性 92 名　女性 19 名）
・平均年齢：42 歳

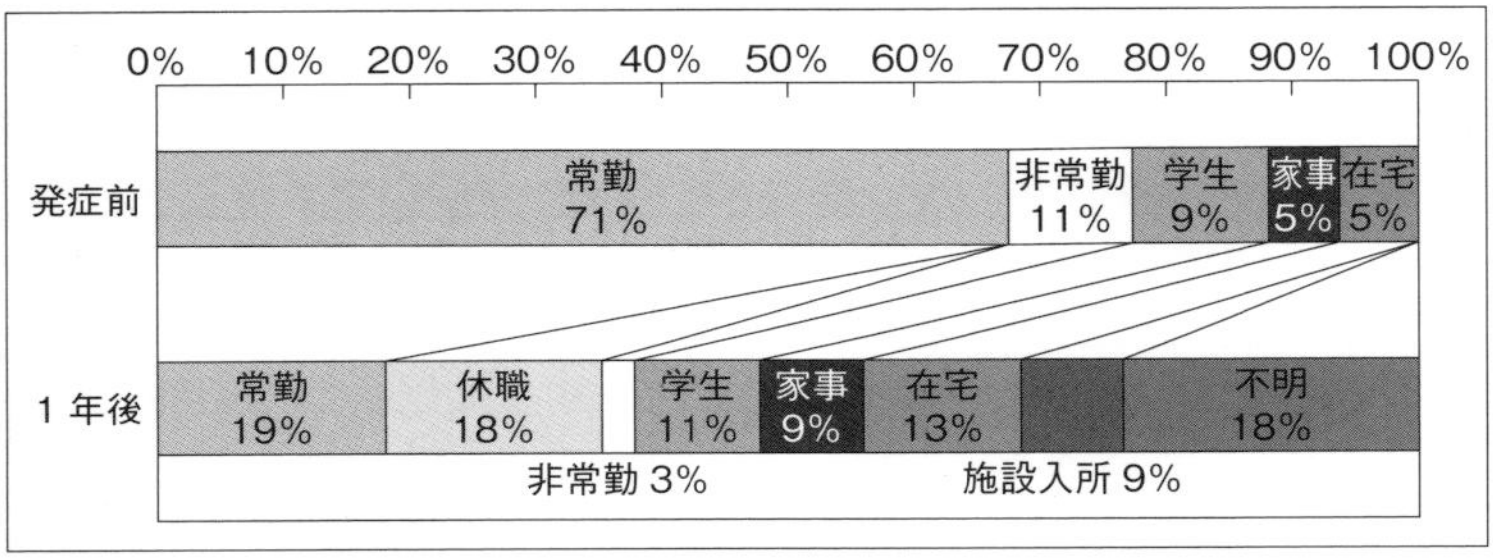

・休職者のうち、約５割が自立訓練、就労移行支援、地域活動支援センター等の福祉サービスを利用していた。

・在宅生活者のうち、約３割が福祉サービスを利用していた。

・地域生活支援の推進には、医療・福祉・労働等の緊密な連携がさらに必要と考えられる。

図20　発症から1年後の帰結の調査結果

になった。モデル事業を平成13（２００１）年度に開始したころのＳＮＳ環境を思えば隔世の感を覚えるものである。

9　認知リハビリテーションの実態調査

国立リハセンターからは今橋久美子により支援普及事業になってからの医療機関における認知リハの有効性に関する調査が報告された（**図20**）。平成21（２００９）年度から22（２０１０）年度にかけて回復期リハ病院に相当する病院機能を持つ支援拠点機関から18歳以上65歳未満の１１１事例（男性92名、女性19名：受傷時平均年齢42歳）が登録され検討の対象となった。当該年度に東日本大震災があり東北地方は対象地域から外されたことを除けば初の全国的なデータとなった。

原因疾患は外傷性脳損傷54%、脳血管障害

33％、その他13％であった。病院に入院した期間は平均193日で、リハビリは1日1単位または2単位を3ヵ月間前後実施した事例が大多数を占めた。リハビリに携わったセラピストとして作業療法士、理学療法士、言語聴覚士、心理職のうち4種類の組み合わせが45％であり、3種が81％であった。このように多数の職種の組み合わせが良い効果をもたらすことがデータ上知られてはいたものの、実際にそれができる病院は当初は多くなかった。現在民間病院も含めてリハビリを実施する体制にある病院では、この研究当時と比較しても多数が複数職種による認知リハビリを実施していることには医療の前進を実感する。

さて約半年間の入院生活の後に退院した人の生活ぶりを見てみよう。障害尺度という米国の評価尺度を用いて障害の程度を測定した。8段階からなるこのスケールは番号が若いほど重症で、評価8は健常者と同じレベルとされ、評価7は一般就労（または就学）が可能とされる。急性期を脱した後にリハビリ病院入院時には評価8は0％、評価7が6％であったが、退院時には評価8は0％、評価7が16％となり、1年後には評価8は9％、評価7が22％とそれぞれ増えた。また図20に見るように、1年後に概ね元どおりに就労、学生、家事を行っている人は30％をいくらか超えると見て良い。これは国立リハセンターや三重身体障害者センターが出した支援帰結の約40％が、この調査よりも長い期間を経過観察した結果の数字であることを考えればほぼ似たような数字と言える。かつてはかなり高次脳機能障害に特化した体制を組んでいた施設での高い有効性を伴う帰結が全国的に得られるようになったということは、支援普及事業を通じて支援体制の拡充が浸透してきていることを示す。この数字のさらなる改善はどのようにして得られるのか、それは今後の課題として最後にまとめたい。

10　スポーツ外傷と高次脳機能障害

支援普及事業の実施中に横浜から歴史に残る話が飛び込んだ。聞けば柔道で頭を打った中学生が重度の高次脳機能障害を遺したということだった。その後２０１０年に全国柔道事故被害者の会が設立された。別途、本邦では青少年の柔道による死亡事故の報告が大きな波紋を呼んだ。名古屋大学の内田良により学校柔道で１９８３年から29年間に１１８人が死亡したと報告されていて社会的関心を呼んでいた。死亡だけでなく、柔道事故による脳損傷の結果、重度から軽度の高次脳機能障害を遺した事例は相当数いると推測され、重大な日常生活困難を引き起こしていることが家族会の結成で世間に気付かれた。家族会からはこのような事故の防止とそのための練習方法などの改善についての切実な要望が出された。その効果は絶大で、２０１２年には一旦死亡事故はゼロとなった。全日本柔道連盟の医科学委員会委員長に徳島大学脳神経外科の永廣信治が就いたことも柔道事故予防のためだけでなく、後遺症としての高次脳機能障害に焦点を当てる点でも良かった。永廣は柔道の猛者であり、支援普及事業の四国ブロック統括でもあった。

頭部外傷を引き起こすスポーツは格闘技からスノーボードまで実に多くを数えることができる。認知機能障害を後遺症とするような頭のケガはプロスポーツとアマチュアでは様相が異なる。アマチュアでは1回だけの打撲による脳損傷が主体であるのに対して、プロには繰り返し打撃による脳損傷も加わる。ボクシングのパンチドランカーといえばオリンピック金メダリストでありプロでもヘビー級チャンピオンであったモハメド・アリの晩年を思い出す年配の人もあろう。それである。ボクシングやアメリカンフットボールに代表されるコンタクトスポーツのプロ選手では長年の反復性打撃による脳損傷が日常生活を損なうほどの大きな障害をもたらすことがあり、社会的にもよく知られている。程度が軽いのであまり知られていないが、実はサッカーでも反復性打撃による認知機能障害がプロのサッカー選手に見られることが知られている。生涯の選手生活のうちに、練習を含めて、550gのサッカーボールを20万回もヘディングするとされ、その結果引退前後の年齢層にある選手に認知機能テストを実施すると機能低下を認めるという報告がある。しかしボクシング選手のように生活機能まで損なわれるような事例はないようである。むしろ別項で述べるように、さらに年齢を重ねて老齢期に差し掛かった時にどのような影響として現れるのかは研究が十分ではなかった。2019年になってプロのサッカー選手では老齢期になってから神経変性疾患としての認知症に罹患する可能性があることが疫学的に報告（Mackay. D. et al. 2019）されてから2021年になって日本サッカー協会は年少者の脳を守るためにヘディングの練習についてガイドラインを設けた。スポーツの運用管理主体が外傷に結びつかないような工夫を自ら始めたことは実に喜ばしいことであり、協会に敬意を表したい。

プロスポーツでの頭部外傷は一般人にとっては直接関係のない出来事のように見えるものの、柔道の事故はアマチュアの世界でも起こり得ることを端的に示している点で重要である。高校野球で投手が球の投げ過ぎで肘や肩を痛めることから投球制限が定められたことが記憶に新しいが、同じようなことは脳を守るという視点からもあらゆるスポーツにおいて研究されることが望ましい。

11 新たなマーケット

大阪にあるクリニックの窓口に高次脳機能障害のセミナーを開きますという宣伝用チラシが目に付き手に取ったのが支援事業が始まって間もなくのことだった。あなたの知らない高次脳機能障害は障害者手帳や障害年金を取得する対象になるので、頭のケガや病気の人はセミナーを開くので聞きに来て欲しいという内容であり、開催日がいくつか記され、入場費用は５００円とあった。主催は社会保険労務士の事務所であった。

高次脳機能障害にかかわる職種は多様であり、高次脳機能障害はその職種ごとに新たなマーケットを生み出した。領域としては医療、福祉、法曹界が主だったところである。医療・福祉にかかわる職種としては作業療法士、臨床心理士が活躍場所を新たに獲得した。高次脳機能障害に係る行政手続きについて社会保険労務士が、司法案件については弁護士が早くから関心をもった。施設・機関としては病院、社会福祉法人系の施設、救護施設などが運用利点を求めて制度の推移を注視した。

モデル事業から支援普及事業に至るまで多くの公務員またはそれに準じる人々の活動に加えて、家族会に代表される汗と涙によるボランティア的な活動、場合によってはインフォーマルな活動に支えられて事業が維持されてきた一面がある。支援拠点機関としては相談を受けて障害者手帳を取得するまでは何とか対応できても、いざ高次脳機能障害者の日常および社会生活支援となれば公的機関である障害者職業センターの役割を除けば民間活力を利用する他なく、健全なマーケットの発想が求められるのは当然のことである。商売にならないようでは続かないといえば言葉が過ぎるだろうか。

医療面では作業療法士という一般には何をするのか今日に至るまでよく理解されていない職種に光

が当たり、高次脳機能障害といえば作業療法士の役割と専門職種の間では知られるようになった。これはもともと作業療法士が精神疾患を専門分野にしていたこととつながる。また臨床心理士も検査や心理調整などを通じて役割を増やし、国家資格になることの要因のひとつになったことはすでに述べた。医療機関の内容拡充として、公立のリハビリテーションセンターのようなところでなくとも、民間の脳神経外科系の救急医療を扱っている病院で複数のセラピスト職種が高次脳機能障害のリハビリテーションを担当する体制を整えているのは珍しいことではなくなっている。

福祉関連では、社会福祉法人は運用する施設での高次脳機能障害者受け入れについては高い関心をもつ一方で、これまでに述べてきたように補助金や受け入れの報酬について社会保障制度との折り合いを求められてもいる。現在の受け入れ状況はもし施策見直しがあれば飛躍的に増えることも予想されるが、そのためには一層のあるべき姿について研究が必要である。そのなかで、生活保護法に基づく救護施設では障害種別を問わず受け入れをしていることから精神障害者の占める比率は比較的高く、身体障害を併せもつ高次脳機能障害者が一定程度入所している。

社会保険労務士の障害者手帳や障害年金に関する諸手続きのなかで高次脳機能障害の取扱いは活発であり、高次脳機能障害者が見えない障害であるところから申請に気付かない人の役に立っている。いい意味での障害者の掘り起こしともいえよう。弁護士も困窮の原因が高次脳機能障害にあるかという司法上の判断に大きく関与することから、高次脳機能障害の認定基準などに寄せる関心には並々ならぬものがあり、認定困難な患者・障害者に寄り添う姿勢もまた相当なものである。国の制度を正しく活用するためにはこのような医療・福祉以外の専門職の積極的関与が必要であり、総じてうまく機能していると言える。これらは明確にマーケットがそこにあればこそといえる。

12 高次脳機能障害に関する制度、仕組みの改定

２００９年9月に衆院総選挙を経て政権交代があり、民主党、社民党、国民新党による連立政権が誕生した。同年12月8日にそれまでの障害者施策推進本部に代わって障がい者制度改革推進本部が設置され、障がい者制度改革推進会議がもたれた。それ以前に総選挙にあたり民主党と社民党はマニフェストを公開し、それぞれに障害者福祉に強い関心を示した。共通点は障害者自立支援法を廃し、応益負担を応能負担に戻すこと、制度の谷間の解消、国連の障害者権利条約に基づく国内の支援体制構築等である。実際に２０１２年４月から障害者のサービス利用は応能負担となった。一方で２０１１年7月に障害者権利条約の批准を目的に障害者基本法（内閣府）が改正された。ＩＣＦ（国際生活機能分類）に色濃く反映された障害の社会モデルへの移行が立法趣旨である。２０１２年6月には自立支援法を改正するための「地域社会における共生の実現に向けて新たな障害保健福祉施策を講ずるための関係法律の整備に関する法律」が公布され、翌7月には障がい者制度改革推進本部は廃止された。その後再び自公連立政権に戻り、２０１３年４月に「障害者自立支援法」に代わって「障害者の日常生活及び社会生活を総合的に支援するための法律（障害者総合支援法）」が成立することで新たな法制度が整った。これにより障害者の範囲に難病等が追加されるほか、障害者に対する支援の拡充などの改正が行われた。この法は今日までそのまま変わっていない。

もちろん高次脳機能障害者にあってもサービス利用が応能負担になるなど、行政手続きが新法に従うことはいうまでもない。しかし支援普及事業自体の内容に特段の変更はなかった。そもそも与野党協働の事業であったから政権交代による変更は必要なかったともいえる。一方、制度の谷間の解消という点では失語症が高次脳機能障害の関連障害として支援普及事業の対象になったことは特筆される。さらには「精神保健及び精神障害者福祉に関する法律（精神保健福祉法）の一部を改正する法律（平成二十五年法律第四十七号）」の施行に伴い、2014年3月7日に「良質かつ適切な精神障害者に対する医療の提供を確保するための指針（厚生労働省告示第65号）」が告示された。このなかで「高次脳機能障害の患者に対する支援の在り方は様々であることから、支援拠点機関において専門的な相談支援を行うとともに、高次脳機能障害の支援に関する普及啓発を推進する」との記述を見た。これも文言だけ見れば何ら新奇性は見られないものの、障がい者制度改革推進本部の廃止に伴い推進力が息切れしかかった時期での告示であったので事業を現場で推進する立場としてはタイムリーであり有り難くもあった。

その間地味ではあるが高次脳機能障害という用語にとって取扱い上に決定的な変更があった。精神障害者保健福祉手帳申請のための診断書の書式変更が2011年になされた。高次脳機能障害を意識して、当該障害者の障害状態を記入しやすくするためである。この診断書式（医師が記入する書類）の病名欄（主たる精神障害、従たる精神障害を記す）に、それまでは器質精神病または器質性精神障害と記載する必要があったものが高次脳機能障害と記載することで足りるとされた。ここに高次脳機能障害は初めて独立したジャンルを構成したことになる。障害年金申請診断書も同様に変更になったことで、さらに確固としたものになった。

厚労省には社会保障審議会障害者部会があり、この頃には高次脳機能障害や失語症の当事者団体の代表がヒアリングの対象になりもしたし、また高次脳機能障害に関心をもつ委員がいるようになった。さらにはそれぞれに当事者としての性格をもつ国会議員もいることでこの分野は確かな地歩を占めつつあった。当事者の活動はさらに活発になり、2013年にはNPO法人全国失語症友の会連合会から「失語症の人の生活のしづらさに関する調査」と題する生活実態に関する詳細な報告書が出た。そのようなことで失語症については2014年6月に総合支援法に基づく地域生活支援事業の一環として意思疎通支援事業が始まり、項目として失語症をもつ人へのコミュニケーション支援が加わった。2015年12月にはあらためて社会保障審議会障害者部会の取りまとめに「失語症など障害種別ごとの特性やニーズに配慮したきめ細かな見直しを行うべき」と記載された。

並行して障害者手帳や障害年金の申請診断書の書式が改定され、音声言語の障害のなかに感覚性失語を加え、運用上でも診断医が耳鼻科医に限らないとするなど失語症に関する配慮がなされた。それらは失語当事者にとっては牛歩のような歩みであったはずであるが着実な一歩ではあった。また失語当事者の訴えには、失語症は言語喪失で身体障害者3級であってなぜ1級ではないのかという制度上の問題があった。コミュニケーションが取れないことの重要性をどのように捉えるかという議論も大切だが、等級制度が必要がどうかの議論もあって良いかも知れない。世の中には必要なサービスを必要なだけ提供することを理想とする考え方もある。もちろんそのような大きな変更には30年以上の月日を覚悟せねばならないけれども、高次脳機能障害もすでに手を付けてから20年以上が過ぎた。

第6章　民間の活躍

1　民間施設が訴える受入れ困難

支援普及事業の進行とともに研究班とは別に大切な報告が国立リハセンターから上がった。飯塚真理によって2010年10月に実施された埼玉と東京にある自立支援法通所・入所施設、旧法通所・入所施設を対象にした高次脳機能障害者の今後の受入れに関する調査である（**表12**、**図21**）。全99施設のうち高次脳機能障害者の受け入れ可能と答えたのは8施設、相談には応じるとしたのが42施設、受入れ困難としたのが49施設であった。受入れ可・応相談とした50施設を対象障害種別に分類すると知的障害22施設、精神障害（高次脳機能障害を主としていない）12施設、肢体不自由9施設、複数障害5施設、内部障害、視覚障害各1施設であった。

この調査では約半数が受入れ困難であることを表明し、それも理由のあることで「けしからん」という筋合いのものでは決してない。

事業者からも呼応するかのように事業実施の困難さが率直に語られるようになり、鳥取県から当事者の家族として自ら相談支援を実施している森田多賀枝さんからのレポートのまとめである（**表13**）。

この見識は福祉の領域での高次脳機能障害支援が抱える問題を余すところなく伝えている。地方に

表12　受入れ可能の意見・受入れ困難の理由

受入れ可能施設の意見
・本人の状態（環境に適応できるか）による
・精神の手帳だけではなく、他の手帳も所持してほしい
・高次脳機能障害者に対応する職員加配を考えてほしい
・受入れは可能だが、現在の空きがない

受入れ困難施設の理由
・高次脳機能障害に関する知識がない
・限られた職員体制の中で高次脳機能障害まで扱うのは現在は無理
・重度の身体や知的の障害・重複障害者を多数支援しながら、高次脳機能障害者も同時に受けるのは安全確保の面等でとても難しい
・実績がないので心配なため、当分は受入できない

（飯塚真理：国立障害者リハビリテーションセンター近郊施設調査結果．2011）

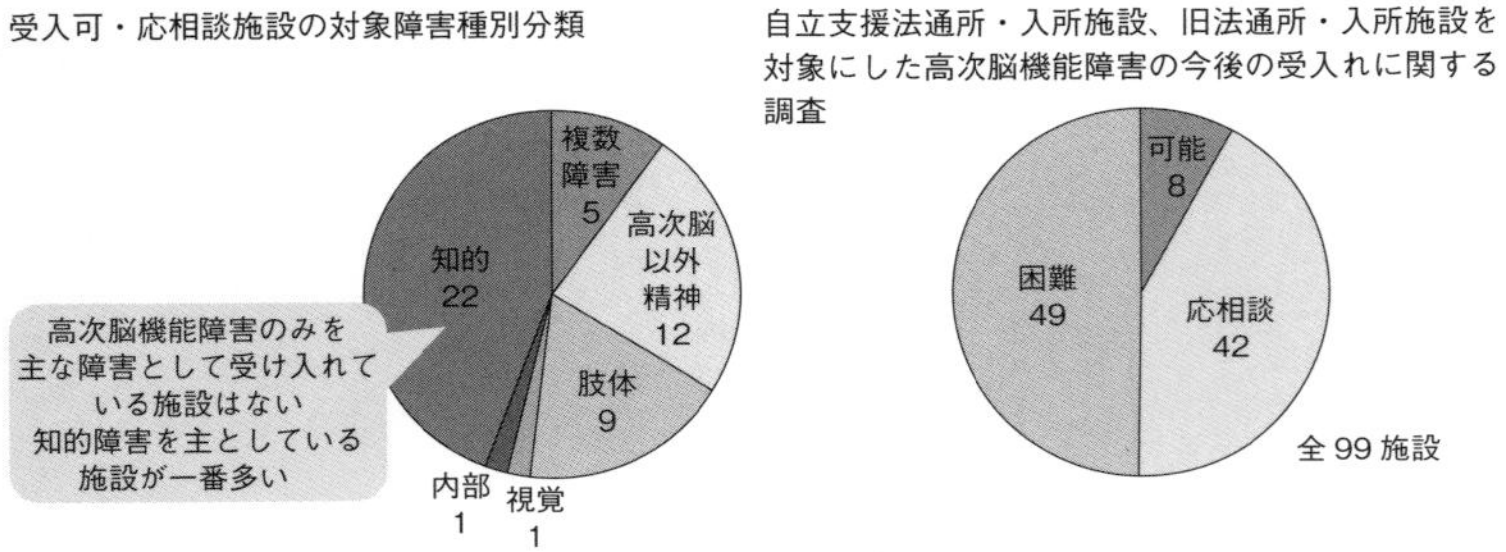

図21　受入れ施設に関する調査結果
（飯塚真理：国立障害者リハビリテーションセンター近郊施設調査結果．2011）

あっては高次脳機能障害だけを対象とする施設の運営は困難であり、一方で高次脳機能障害者があちこちの施設にいることで理解が深まること、加えて鳥取県の実情にあった支援システムがあるという指摘である。対極にあるのは東京、大阪、仙台といった大都市にある専門施設であり、その資金力も含めて特化することで高度のサービス提供をモデルとするならば平準化は望めないことは明らかだった。

　この森田氏の意見に

表13　鳥取県の施設からの見解

事業展開の難しさ ①県全体の高次脳機能障害者が少なく、それぞれ状態・ニーズが異なるので、事業所ごとにはまとめられない。 ②今の福祉事業は営利を考えねばならない。 会員の多くが他に職を持ち現役で働いており、それに代えて生活を支えるほどの事業展開を家族会がやっていくことは難しい。 ③事務局である社会福祉法人『地域（まち）でくらす会』に障害者生活支援センター・就労支援事業所（B型）・生活支援事業所、介護保険でのディサービス・ショートスティ・認知症対応型事業などがある。現在利用者も多い。 最終的に鳥取県に合った生活支援システムを作ることが目的にある。そのためには地域の事業所を高次脳機能障害の方が利用されることによって理解者が増え、誰でも使える事業所が継続されるほうがいい。

（森田多賀枝：高次脳機能障害者の日中活動支援について．平成24年度第1回支援コーディネーター全国会議．2012）

従って就労支援事業所（B型）の利用を考えると、地域的な広がりばかりでなく、一般就労を期待し得ないレベルの人たちへの拡大が期待されるのである。このことは横断的に障害程度の重い人たちへの対応をどのようにするべきかという課題と縦断的に連続したケアの行きつく先として介護サービスはどうあるべきかという課題につながっていった。それは当初から言われていることで、低酸素脳症の家族会からは就労は視野に入らない人ばかりですという訴えに、その都度忘れているわけではありませんという苦しい回答を続けてきたことを、今日なお思い出す。

多少の時間の前後は許して頂くが、長野県介護福祉士会が高次脳機能障害に関する研修会をもった際に「いろいろな問題行動に悩まされる機会が多いのだが、私らこの人が高次脳機能障害かどうか知らせてもらえたことはない」「私らこれが高次脳機能障害だと判断する術がない」「私らどう対応したら良いのかわからない」と訴えられた。この訴えは福祉現場での研修・人材育成は必須であることを強く示している。それらを踏まえて国立障害者リハビリテーションセンターは平成25（2013）年度から福祉事業従事者を対象とする研修会を開始した。以下に第1回研修会のプログラムを記す。

福祉現場で役立つ高次脳機能障害研修会
日時：2013年10月4日（金）13：00～16：00
場所：国立障害者リハビリテーションセンター

プログラム

1　趣旨説明

2　講演1：地域活動支援センターでの支援について
　NPO法人　VIVID（ヴィヴィ）　代表理事　池田　敦子氏

3　講演2：就労継続支援B型事業所での支援について
　NPO法人　いきいき練馬　ウェルネス　アンド　ワークス
　施設長　久保　美希子氏

4　講演3：デイサービスでの支援について
　NPO法人 いきいき福祉ネットワークセンター 理事長　駒井由起子氏
　国立障害者リハビリテーションセンター　自立支援局　自立訓練部

5　パネルディスカッション

結果は主催者が教えられることばかりであり、森田氏の見解を裏付けるものでもあった。最初の研修会における3つの演題のエッセンスを紹介したい。これらはいずれもデータから見るだけではわからない高次脳機能障害支援の現場を髣髴とさせるだけでなく、施策構築の上で実に示唆に富む内容であった。

2 民間施設の経験から学ぶこと

■A．NPO法人VIVID（ヴィヴィ） 池田敦子

日本社会事業大学大学院生を中心にして2007年に新宿区に設立されたNPO法人で、2008年に新宿区協働事業提案制度に「高次脳機能障害の支援事業」を応募し、採択された。その結果、2009年4月から①居場所作り、②なんでも相談、③セミナーの3事業を開始した。2011年度からは区の委託事業となった。中でもこの法人が運営するミニデイサービスは出色のものであった。月に2回開催される集まりに参加する障害当事者はいずれも比較的重症度が高く、就労を考えるレベルではないことに特徴がある。本人に自分が好きなことと、できることを意識させたうえでそれを家族や他の人に伝える作業を繰り返すことで本人も自分に目覚め、家族も本人が何を考えているか初めて知るという肯定的な成果を生んでいる。

著者コメント：とりわけ注目すべきは就労が視野に入らない重度の人を支援対象にしていることで

ある。まさに見捨てないとはこのようなことだという手本になっている。さらに驚くべきことにはそのような当事者に自身が何を考えているかを家族に伝えるプログラムの案出である。確かに病識に欠けていて奇妙に聞こえる発言内容もあろうが、普段の会話にない内容から家族が初めて知ることも多く、決して本人が日々を嘆いているばかりではないことを知り安心したという事実にはあらためて身に詰まされるものがある。

■B．NPO法人いきいき練馬　ウェルネス　アンド　ワークス　久保美希子

2009年に設立されたNPO法人が経営する就労継続支援B型事業所で脳血管障害や頭部外傷による高次脳機能障害を主体として支援を続けている。1995年から1997年の旧法に基づく施設時代にくも膜下出血後遺症2例の支援を経験することで高次脳機能障害の複雑さを実感し、職員の理解促進と受入れ体制整備を課題とした。以下は久保氏による観察とまとめである（一部を個人情報保護のために変更した）。

事例1．失語症と記憶障害のあるAさん（40歳代）
・名詞が出てこない（人の名前・地名）
・他の人から言われたことがすぐには理解できない
・やっていたことをすぐには思いだせない
・怒りっぽい
・自己中心的

事例2　記憶障害の顕著なBさん（30歳代）

・1分前のことも覚えていられないと家族は述べる
・実習4日目の作業中にふざけた態度を取り職員から注意され、怒りをあらわにした
この2例の経験から記憶障害を主とする事例であっても記憶を補償するだけでは対応にならないことがはっきりした。高次脳機能障害者を支援するスタッフが取るべき姿勢や支援技術について深く考えるようになった。

そこで就労継続支援B型事業所になったことを契機に高次脳機能障害者を積極的に利用者として迎え、さらなる経験を積みながら理解と支援技術に一定の知見を得た。

事例3　20年前に頭部外傷を負ったCさん（50歳代）記憶障害・遂行機能障害が顕著で身体障害者手帳1級（体幹機能障害）を所持

Cさんの作業の様子
・主に一つの工程の作業をお願いする
・同じことの繰り返しは得意。ペースも一定で早い
・自分が手がけたものを確認しながら次のものを手がける
このようにできることがあり、スムーズに行っている時には製品を作ることができる。しかし、
・一度間違えると修正がききにくい
・職員が間違えを指摘すると険しい表情になる
・Cさんが間違えていると周りの人がさりげなく職員に教えてくれる
そこでCさんへの対応
・「違います」という言葉は使わず、「これはこうしてくださいね」と改めて見本を示す
・目の前から仕上げたものをすべて回収してしまうと見本がなくなり、迷うことがある。必ず一部は残

して回収する

・他の人にも「Aさんは覚えておくことが苦手です」と伝えておく。すると中には気にかけてくれる人もいる

概ねこのようなことで日常の危機を深刻なものにならずに済み、職員も自分の対応が適切であったかどうかを知る

事例4　Dさん（50歳代）くも膜下出血を20代と40代で2回発症、記憶障害が顕著で精神障害者保健福祉手帳2級を所持

Dさんの作業の様子

・手先は器用でほぼどの工程もできる

・数の勘定が得意

・ものすごくペースが速い

この方も一通りの作業をこなすことができ、調子が良ければ製品を作り続ける。

しかし、

・同じ作業の繰り返しでも「どうするんだっけ?」「これでいいの?」と尋ねる

・他の人と冗談で言い合いをしていたのが、いつの間にか本気で怒ってしまう

・話していると興奮して話が止まらなくなるという場面もあり、他の人からうるさいと思われてしまうことがある

そこでDさんへの対応

・尋ねられれば何度でも伝える。「大丈夫です。あってますよ」という声かけも頻繁にする

・Dさんが落ち着いて作業に取り組めるような席の配置を考える

このようにしてDさんは時々つまづきながらも作業を続けていくのである。

この事業所で職員が利用者に向けて気を付けていることを列挙すると、

・「前にもやったでしょう」「前にも伝えたでしょう」は言わない。同じことでも何度でも繰り返し伝える

・「間違っています」というような否定的な印象を与える言葉は使わない

・落ち着いた雰囲気の中で、ご本人たちが安心した気持ちで作業ができるようにする

・ご本人たちの中に「間違えてしまうかもしれない」「忘れてしまうかもしれない」という不安があることを踏まえておく

・責任のある仕事をしていく中で時に間違えを指摘して、その場ですぐに修正してもらうこともある。そうした時に関係を壊さないためにも、普段から信頼関係を築いておくことも大切である

さらに地域の作業所としてできることを総括すると、

・ありのままの姿を受け止める。「今のあなたのままでできることをしていきましょう」という気持ちで共に歩んでいく

・長い年月を共に過ごしていく中で、変化の様子を見守っていく。良い変化が見られれば共に喜び、何か問題が起これば、それに気が付き、家族や関係機関に伝え、共に対応していく

著者コメント：これはそのまま支援の教科書になる観察と対応である。現にどれだけ講演や研修に利用されたかわからない。それだけではなく、この記述は誰の心にも等しく沁み入るという点で出色である。他にコメントを必要としない。

■C．ＮＰＯ法人　いきいき福祉ネットワークセンター　駒井由起子

２００５年に設立されたＮＰＯ法人であり、前年から実施していた高次脳機能障害者の自主交流活動支援を事業化し、高次脳機能障害と若年認知症に特化した支援活動を行っている。この施設の特徴は支援活動のみならず調査研究、教育・啓発まで事業内容に加えていることで、東京都や目黒区から事業委託を受けている。また２０１１年からはそれまでの活動の一部を障害者自立支援法の法内事業に移行させ、高次脳機能障害専門の目黒区高次脳機能障害者支援センター「いきいき＊せかんど」として就労継続支援Ｂ型事業所を運用し、一方で「いきいき＊がくだい」という高次脳機能障害者と若年認知症者に向けた専門デイサービスを展開している。このような施設を運用することで高次脳機能障害者に必要な支援を下記のように位置付けた。

・気軽に相談ができる
・知識を得ることができる
・支援方法を学ぶことができる
・地域で支える仕組みがある
・家族の疲労ストレスを解消する機会がある
・閉じこもらずに毎日所属する居場所がある

著者コメント：支援施設のあり方のすべてを網羅したような体系的な施設運用を、障害者自立支援法施行時点で完成していたことは驚くばかりである。代表者は島根県出雲市の高橋幸男医師の下で研鑽を積んだ経歴があり、医療から福祉への連続したケアを身をもって体験したことが素地に

なっていることは疑いようもない。
もうひとつ追加して紹介しないわけにはいかない事業所がある。埼玉県狭山市にある「なごみテラシマ」である。大きな工場をもつ会社に勤めていた社員が定年を迎えるに当たり何人か集まり何かできることはないかと相談した。その結果、障害者の移送サービスをするNPO法人を設立することになったのは会社で福利厚生を担当していたメンバーであったからである。

■D．NPO法人なごみテラシマ

2012年に設立した法人の目的は地域住民が「いつまでも自分らしく安心して」暮らせる街づくりに貢献するため、市民、地域、企業などとの連携ネットワークを構築し、活動していくことである（図22）。スタッフ13名、車両：車いす対応型3両、登録スタッフ用車両7両。市の心身障害児（者）生活サポート事業に登録して高齢者、障害者の移送サービスに当たった。移送に特化した理由は平日の日中は、家族は働いているため医療機関施設への送迎ができないことにあり、マーケティングリサーチがなされている。業務は9時から17時の間で、障害者手帳をもつ人は750円／時で、ない人は2000円／時で市内のどこにでも出かけることができる。必然的に高次脳機能障害者の利用者も現れる。その経験のうち一つの例を挙げる。

事例　Aさん50歳代。労働災害で一側下肢切断と頭部打撲による失語症と高次脳機能障害があり、社会的行動障害が顕著。老人ホームで外出の必要が生じ移送サービスの利用依頼が来た。ホームではスタッフとのいざこざが絶えず、ごみ類の収集癖が目立ち、入浴拒否も目立った。病院通院、作業所通所、温泉施設での入浴等で月に12回の送迎を実施。この送迎により外出機会が増えたことで、スタッフへの対応が目

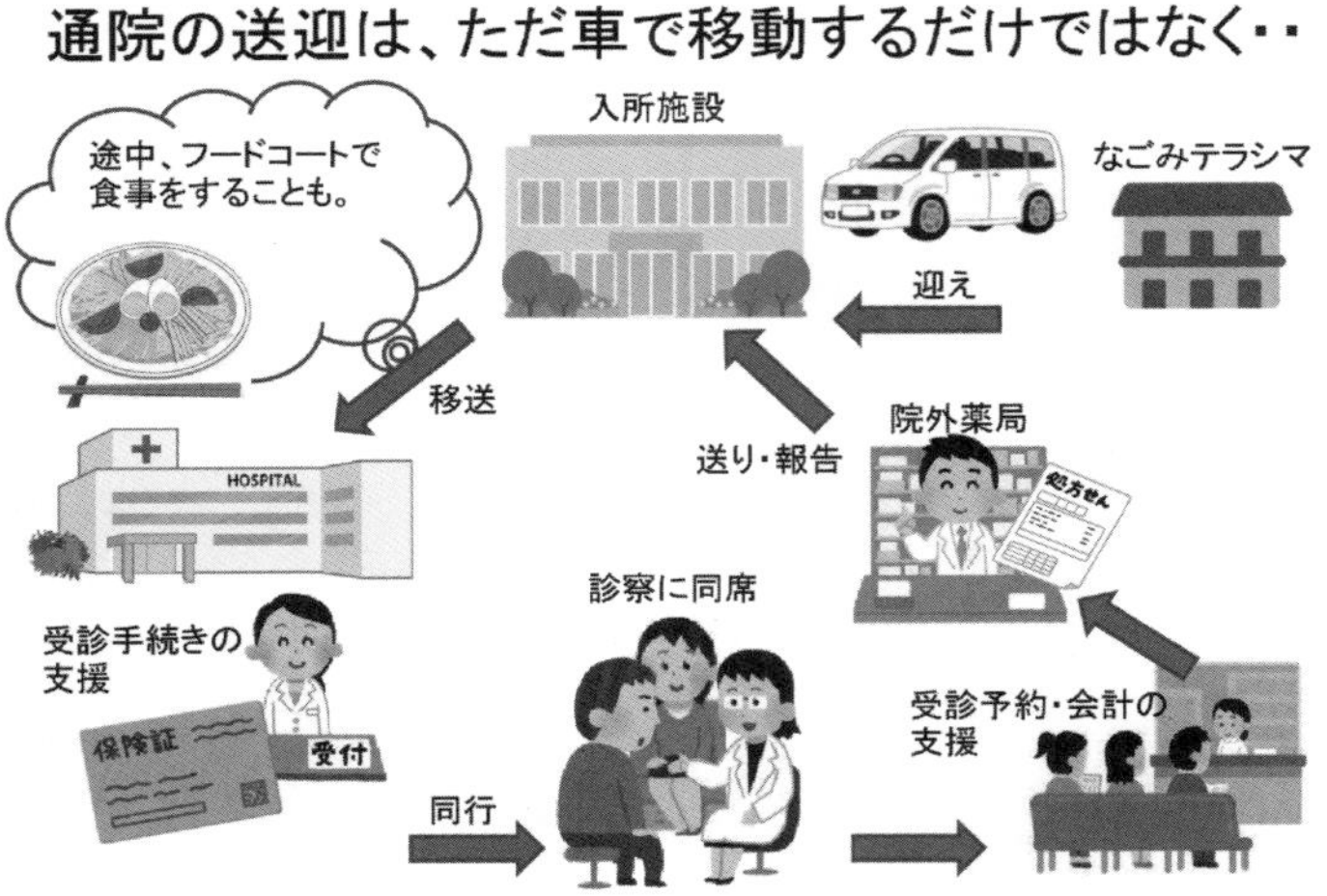

図22　なごみテラシマの活動

立って改善したばかりでなく、収集癖も収まり見違えるようになった。高次脳機能障害専門施設ではないものの、スタッフの経験は着実に対応技術の進化をもたらし、次のような知見にまとめられた。

心がけていること

・利用者本人の要望を聞き、できるだけ沿うようにする
・ことばでの意思疎通が難しい場合でも、身振りや写真を使いながら、ゆっくり根気よく確認すれば伝え合うことができる
・後見人、主治医、入所施設、市役所等と密に連絡を取り、関係性を築く
・その人らしい生き方は何か、何をしているときが生き生きしているか、を探りながら手助けをする

著者コメント：高次脳機能障害に特化した施設でなくともスタッフが高次脳機能障害についていくつかの事例を通じて経験を重ねるとこのようなかなり高度な対応技術をものにするとい

う貴重な事例である。もちろん、そうなるまでに他の施設ではどうだろうかと本や研修会を通じて、あるいは実地に訪れて話を聞くようなこともあったに違いない。やはり適切に情報が入らないことには物事は前には進みにくい。

そんな折に、支援普及事業の継続の中で均霑化という課題に応えるすばらしい事例が出現した。均霑化とは、地方自治体ごとの違いの解消もあれば、ひとつの自治体の中での違いの解消も意味し得る。しかし、都道府県ごとの違いは支援拠点機関の設置の仕方に始まる諸々のことで自治体の裁量に委ねられた結果であり、本質的に自治体を競わせるという性質のものではない。それは地域生活支援事業費の執行額を見ても明らかである。ここでの均霑化とは「私の住む村には利用できるサービスなどない」という叫びをどのように解消するかという意味である。

3　多様な活動とそれらがもたらしたこと

岡山県は南を瀬戸内海を挟んで香川県と向かい合い、北は中国山地が境となり鳥取県と接している。海に面した地域には岡山や倉敷といった都市があり、山陽新幹線が通っている。北半分を山間部、南半分を沿海部と仮に呼ぶ（**図23**）。山がちな山間部は鉄道こそ通ってはいるものの、その運行本数は少なく、任意の時間における県内の移動は整備された高速道を中心とする道路網によって支えられている。人口分布を見ると予想に反して山間部が44％を占め決して少ない訳ではなく、人口密度が低いだけである。その中で鳥取県に接している真庭市は人口４万でありながら、行政区域は面積が県下最

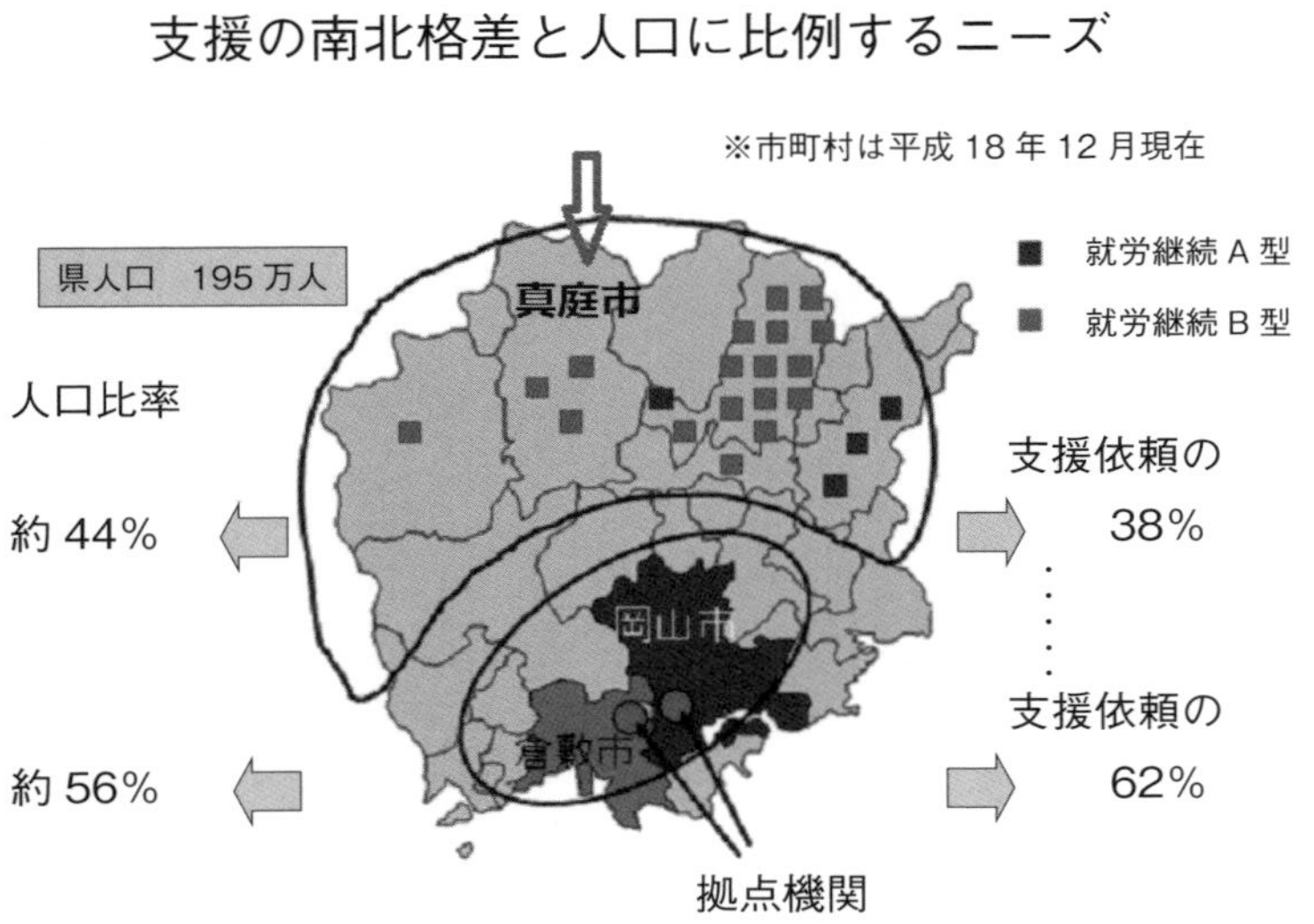

図23　岡山県の地理と支援施設（後藤祐之原図、著者改変）

大と、人口密度だけなら過疎地を考える上で典型的な場所である。しかし高次脳機能障害支援では過疎地などではなく、なんと先進地域であった。

真庭市で地区の医師会長が主導し、老人保健施設のスタッフが受けて立つということで2010年に始まった高次脳機能障害研修会はありとあらゆる病院・施設のありとあらゆる職種の人を参加対象としたところが素晴らしい。年4回程度の集まりには川崎医療福祉大学のスタッフが講師として出掛け、2021年には44回を数えている。高次脳機能障害者は病院にもいれば各種施設にもいる。在宅の者もいる。高次脳機能障害者支援に当たる人は医療・福祉サービスに携わる人すべてである。当時、真庭市には就労継続支援B型事業所の施設が3ヵ所あり、高次脳機能障害に特化しなくても他種の障害者と混合でサービス提供ができれば「この村には利用できるサービスなどない」という訴えに向けたひとつの有力な回答になるはずであり、そのために必要な研修会がもたれていたのである。

その他、支援サービス利用の均霑化についていくつかの示唆に富んだ見解が支援事業者を含む地域の医療・福祉関係者から生まれている。共通しているのは資格の上でぴったりの専門職でなくとも適切な研修により専門職の補完として無視し得ない有力な勢力となり得ることである。これが持つ意味は都市部に集中しがちな専門職の配置が希薄な地域においても支援が可能になるということである。それればかりでなく、就労に代表される高度な支援技術を要しないシンプルな生活支援技術を担うということで障害程度のより重度の当事者への支援を担う人材、事業所が生まれることにつながる。

前項のなごみテラシマの例ばかりではなく、高次脳機能障害を主たる対象として受け入れる施設の中に高次脳機能障害の当事者ではなく、専門職にあったわけでもない人間が運営に関わる事例があちこちに現れている。その中で宮城と愛知の例は実際に見聞する機会がありいずれも感銘を受けた。仙台を2002年に訪れた際に見学したのがｉずみアウトドアリハビリテーション倶楽部（現在のＮＰＯ法人雲母倶楽部）であり、運用責任者は高次脳機能障害者を支援する会の安齋憲一さんだった。武道合計10段を超える猛者はサラリーマン時代の給料の半額の収入になってなお事業に入れ込んでいた。その事業内容の質の高さに驚くとともに安齋さんの気合にはもっと驚いた。

また同じ仙台のＮＰＯ法人ほっぷの森（障害福祉サービス多機能型事業所）理事長・白木福次郎さんはこれもまたスキルの高い人で、まず事務所が100万都市仙台の駅前にあるところから仰天する。老人施設や障害者施設はどうしても辺鄙な土地に造成されることが多く、それがまた一般の人の目から遠ざけることにもなる。佐賀県の課長がスポーツ施設を健常者用と障害者用に分けるのを止めると言ったのも接することが福祉の第一歩という発想からである。そのような金のかかる駅前にフロアを借り切り、少し離れたところにイタリアンレストランを開店し、インストラクターと高次脳機能障害を含む精神障害者がスタッフとして働くというだけでなく、安定して事業継続を果たすという夢のような事例をやってみせた。人は何を言ったかで評価されるのでなく、何をしたかで評価されるのである。

片や愛知県で高次脳機能障害に特化した複数の事業所を展開する特定非営利活動法人　高次脳機能障害者支援「笑い太鼓」（障害福祉サービス多機能型事業所）を運用する加藤俊宏さんは冒頭に紹介した星川広江さんの無認可作業所「やもり」を秩序立て全国に知られる組織にした。この人もまた当事者ではなくサラリーマン人生からの転換であった。名古屋市総合リハビリテーションセンターで働いた後、現在はこの笑い太鼓のスタッフに加わっている長谷川信也さんも元はといえばサラリーマンが出発点で、障害にも高次脳機能障害にも無縁の人だった。人は有名になるばかりが値打ちではないにしても、当事者ではない人が高次脳機能障害者支援に入れ込んでいる姿は尊い。施設運営だけではない。高次脳機能障害に関する社会活動までする開業医に長谷川幹医師、高橋幸男医師、山口研一郎医師がいる。示し合わせているわけではないのでその活動内容は異なるが、開業する傍らでこれを実行するエネルギーは相当なものである。同業者としては敬意を払わざるを得ないものである。

第7章　これからの課題

1　生物学的課題

高次脳機能障害が国会で質疑の対象になった2000年前後では、パーキンソン病に対する脳移植や、中枢神経（脳と脊髄）の細胞再生があり得るのかという議論が一般の人にも届くようになったことから、再生医療が高次脳機能障害の治療法として役立つのではないかという質問を受けることがしばしばあった。それらが具体的な成果に結びつかなかったのでその種の質問はやがて途絶えた。それから間をおいて毀誉褒貶に満ちた生物学上の業績が話題を席巻し、iPS細胞の生成がノーベル賞の対象になったことで再び高次脳機能障害者の周辺では期待に満ちた質疑が起こるようになった。もちろん高次脳機能障害に限ったことではなく、手元に届く各種難病・障害の当事者団体会報誌では筆を競ってわかりやすい解説記事が書かれている。

いつ、どのような形で目に見える再生医療の適用が高次脳機能障害に向けて可能になるのか安易な予想は描きづらく、また不必要に水を差したくもない。しかし肝臓その他のいわゆる内臓とは異なり、中枢神経には今一つの難題がある。新しく記憶を担当する細胞を注入したら、これからどんどん覚えることができるようになったとしても今までの記憶はどうなるのかという素朴な疑問である。過去の記憶の蓄積を取り出す細胞の注入が答えであるということになるまでにはもう少し時間がかかりそうだ。その過去の記憶がすでに失われていたら、それはとても難しい話にならざるを得ない。一方、運動機能に関する細胞の注入であればいくらか実用化が早いだろう。その点では常にニューロンネットワークを再構築するための機能訓練を伴う必要があり、適切なリハビリテーションプログラムが組まれることが成否の鍵を握る。

分子生物学的な病態解明と治療法の開発はアルツハイマー病やパーキンソン病で盛んであり、今後10年とか20年とかの歳月を経て治療域にまで達するのではないかと想像される。ところが困った知見がこの高次脳機能障害の領域で確認されつつある。アルツハイマー病で確認されるタウ蛋白が慢性外傷性脳損傷の患者脳に10年単位の年月をかけて蓄積し、やがてはアルツハイマー病のような認知症を引き起こすというものであり、これはそれまでの高次脳機能障害にかぶさる形で発現する。こうした知見はボクシングに代表されるような反復性頭部外傷の慢性期に見られることで、タウ蛋白が1回だけ発生した重度頭部外傷によっても生じるかどうかは確証がない。その場合には頭部外傷を負った場合に将来の認知症が頭部外傷を負った経験のない人より認知症リスクが高いかどうかからも検討されねばならないだろう。もちろん軽度の頭部外傷ではこのようなリスクは問題にしない。頭部外傷が重度か軽度かという問題は後に触れる。

2 診断技術と診断基準

診断技術の進歩の最たるものは画像診断分野であることは言うまでもない。モデル事業のためにデータを集積し始めた2000年頃ではCTが主流であり、MRIはT1とT2の2種類の撮像法のみであった。このような画像診断は本来治療に生かされてこそその輝きを増すはずであるものの、頭部外傷による高次脳機能障害の分野では脳にキズがついたかどうかという裁判での司法的論争の具となっている点で残念である。

診断基準の最後に補遺として「なお、診断基準のⅠとⅢを満たす一方で、Ⅱの検査所見で脳の器質的病変の存在を明らかにできない症例については、慎重な評価により高次脳機能障害者として診断されることがあり得る」との記載がある。これは本来CTを用いた画像診断では日時の経過により、当初の所見がだんだんと画像上から消えてしまうことが念頭にあり、そのように記載されたものであった。現実に高次脳機能障害が障害者手帳の対象となったことで、20年前、30年前の頭部外傷による高次脳機能障害を訴えて診断に訪れる事例は少なからずあり、画像による脳損傷の証明が困難な例も一定程度ある。誤解のないように述べておけば、画像上で所見がなくなるということは見えなくなるというだけで高次脳機能障害が治ったということは意味しない。

モデル事業以来20年の間に撮像技術は格段の進歩を遂げ、また医学研究によりこのような所見が残っていれば脳損傷があったと判断できるとする知見が積み重ねられてきた。その一方で画像診断上所見が得られなかった事例でびまん性軸索損傷（DAI）と呼ばれる病態の有無が問われるようになった。軸索とは神経細胞と神経細胞を結ぶワイヤーみたいな組織で、これが衝撃による剪断力により切断されると高次脳機能障害が生じる。これを画像上ではっきり示すことができれば問題はないが、所見のない事例、すなわち画像は正常であるのに高次脳機能障害が遺ったとする例でＤＡＩを根拠とすることの危うさは指摘しなければならない。頭部打撲はあったが意識障害がなく（きちんと証明できる）、画像上で他の出血や挫傷所見がなにもなく正常であると結論されればまずＤＡＩもないのが普通である。画像所見陰性であれば、それはＤＡＩであるという主張には何の根拠もない。

一方、脳のキズの確認方法の説明を求める要望がしばしば高次脳機能障害者側の弁護士から上がってくるが、物事の考え方の基本がないと証拠として採用するのは困難である。もとより自賠責では脳のキズの有無が認定の基本的要件とされていた。それはそれで間違ってはいなかったと著者が述べれば、障害者手帳交付に向けた高次脳機能障害診断基準と違うではないかと訝しがられるのは無理もない。自賠責で扱うのは交通事故による頭部外傷がもっぱらであり、しかも多くは近時のことで20年前とか30年前のキズの有無を問うわけではない。したがってその後脳のキズが認定の絶対要件でなくなったことは時代の流れとして受容できるものの、却って不明確なものになっているように思えるのは残念である。その理由は項を改めて述べる。定型的な質問は、高次脳機能障害は遺ったが画像診断上陰性であり証拠はない。したがってＤＡＩによるもので、いわゆる軽度外傷性脳損傷（Mild Traumatic Brain Injury：以下ＭＴＢＩ）に相当する。しかしテンソル画像（ＤＴＩ）による画像診断では脳梁部に数値の異常があったのでこれで証明できたのではないかというようなものである。

ではこのような論理構成のどこに無理があるかと述べれば、上段で述べたように軽度の頭部外傷で画像診断陰性の場合はまず正常と診断することが基本であり、これを一義的にＤＡＩがあり、それゆえ画像陰性であると結論することに尽きる。次いでＤＴＩを例に取れば、統計的にそうであるということと、個別診断は別であることを知る必要がある。高次脳機能障害者群と健常者群とでこのことに関する数字に統計学的に絶対的有意差があるとして、健常者群にあって異常値を示す人もいれば、高次脳機能障害者であっても健常者群に相当する数値を示す人がいるのは常である。そればかりかその数値の異常はその頭部外傷によるものですか、それとも元からある他の病態のためではありませんか、あるいはその人は複数回頭を打った経験があり、どの時の衝撃によりその数値が生まれましたか、といった疑問に答える必要のあることも少なくない。結論としては画像診断は有力な根拠ではあるものの、高次脳機能障害自体の診断は経験豊かな医師による総合的な臨床診断に委ねるのが適切である。人工知能（ＡＩ）を用いることに抵抗はないが、現時点での入力項目とアルゴリズムでは、それを参考にしつつ臨床診断がなされるという姿勢に変わりはない。

3　軽度外傷性脳損傷（ＭＴＢＩ）

ＭＴＢＩは高次脳機能障害が一般によく知られていく過程で浮上してきた用語であり、国会にも登場している。現在も「ＷＨＯの診断基準」と誤って伝えられている英文の定義には少なくとも私の翻訳とは異なる点があり、今日なお国会の議論においてさえその理解は混乱したままである。理由は単純で、根拠とする論文を読まずに議論を続けているためである。

その論文（Caroll, et al, 2004）とはカナダのＷＨＯ協力センターに指定されている機関から出たもので、その論文自体は実にまっとうなものである。その内容はＭＴＢＩの「軽度」という表現が示す度合いが使う人によってバラバラであることから統一してはどうかということでメタ解析結果を基にして定義を提唱している。つまり東京で背の高い人の定義を身長１８０cm以上として統計を取り、大阪で１７５cm以上としたら、大阪のほうが背の高い人の比率は圧倒的に高くなるだろう。しかし、それでは比較することもできず統計を取ることの意義も薄れる。それは頭部外傷にあっても同じで、重度、中等度、軽度の線引きが異なる施設の統計を比較して、治療率や後遺症を残す比率を論じても誤解が増すばかりである。そこで「軽度」と分類する基準を決めましょうというところが論文に書かれていることである。

また、日本では36機関がＷＨＯ協力センターに指定されていて、仮にこのひとつがこうしてはどうかと何か提案したことで、それをＷＨＯの診断基準といい得るかどうか。あくまでも「軽度」という用語を用いる際の定義の提案である。さらには画像診断上の所見の有無についての記載は当該論文にまったくない。続編としてのサマリー（２００５）ではこの軽度の基準に基づいた予後等についてメタ解析が試みられているが、当然ながらＭＴＢＩでの後遺症は中等度、重度に比べて軽い。

本邦での誤解はさらに続く。ＭＴＢＩ＝画像所見陰性例となってしまったことである。先のカナダの論文に依拠するＭＴＢＩの症例で脳のキズが見つかることは普通のことである。したがって画像に異常が何も見つからないという画像所見陰性例はＭＴＢＩとは別に論じる必要のある事項である。一方、裁判等を通じて有名になったＭＴＢＩではあるが、それは高次脳機能障害を遺したのに画像診断が陰性であったために補償が受けられなかったという訴えであり、ＭＴＢＩであったから補償が受けられないというものではない。

受傷時に数日間の昏睡状態があり、大きな脳挫傷の所見を持ちながら以前のように会社勤めをしている症例があれば、画像所見陰性例でありながら高次脳機能障害を明確に遺している症例もある（自験例）。しかし受傷者を群としてみた場合、ＭＴＢＩの群で高次脳機能障害を遺した場合でも、その程度が中等度、重度の群よりも後遺症は軽い。また画像所見陰性例の群では、脳挫傷がはっきり見て取れる群よりも高次脳機能障害の程度は軽い。後者ではＤＡＩを伴っていることは当然ある。前者では無批判にこれを本来画像に映りにくいＤＡＩとすることは避けなければならない。いずれにしてもＭＴＢＩと画像所見陰性例の話は別物である。結論として頭部外傷に基づく高次脳機能障害の有無は一に合理的な高次脳機能障害の有無の診断にかかっていて、その重症度は生活における困難度で判定されるべきである。基本的には障害者手帳取得に向けた診断基準（88ページ・**表1**）のとおりである。合理的な高次脳機能障害の有無とは、多くは経験豊富な臨床医であれば診断が可能であり、係争に関わるような微妙な問題であれば診断基準の補足にあるように専門家集団によって判断されることが適切である。

平成22（２０１０）年度に厚生労働科学研究費により全国の拠点機関を通じて行った調査（研究代表者は著者）では、対象者３１９５名中54名（１・７％）が画像陰性例であり、そのうち43名（１・３％）がＴＢＩを原因とする症例であった。後者の中で半数は受傷から画像診断までの経過が数年以上と長かったために画像陰性になった可能性が濃厚であった。外傷による脳損傷は時間が経つに連れて画像上から姿を消していく性質のものである。したがって急性期から画像診断陰性である高次脳機能障害者の数はもっと少ない。

4　診療体制

原因が何であれ高次脳機能障害の発症と救急医療は関係が深い。原因の大半を占める脳血管障害と頭部外傷に限れば救急医療の対象そのものであり、生命的予後についての統計は十分になされていて、治療法も工夫されてきた。また治療の優劣についても生命に関する数値化されたデータで判じることができる。医療側の当事者である脳外科医はそれだけでは済まないことはずっと以前から承知していた。しかしながら救命は何を差し置いても絶対的な使命であり、脳外科医のみならず救急に携わる者はすべてがその使徒である。高次脳機能障害が広く知られるようになり、後遺症についても脳外科医がその議論の中心にいるのは頭部外傷、脳血管障害の救急を担っていることから当然のことである。各地の高次脳機能障害支援にリーダー的な活躍を見せる脳内科医がいる半面、総じて脳内科医のこの領域への関心は今なお十分ではない。というよりは、この高次脳機能障害者支援システムについての周知が十分でないという現況に当方の反省がある。そこで2021年に日本神経学会（脳内科医の学会）において教育講演の枠でシンポジウムを開催した。

リハビリテーション領域では脳機能の神経心理学的検査が盛んになったことでデータの蓄積が増え、発症後の経過も複数の研究成果を統合可能なレベルに達しつつある。これらの詳しいデータを基にして治療法とのすり合わせがなされ、より良い治療法の開発、すなわち高次脳機能障害を遺しにくい治療法の開発につながれようとしている。その際には知能指数などの数値化されたデータだけでは本人の生活を想像することは難しく、また病前の数値が不明であることからどの程度悪化したのかもわからない。古典的な手法ではあるが、これまでの日常生活、社会生活での状態、すなわち生活歴を克明に記録することから始め、それを比較検討することが大切である。

救急医療のシステムとしては、大阪府が試みたように、高次脳機能障害を遺す可能性を含む病態にある人について、救急病院で「その可能性有り」というタグをつけて後方部門なり後方病院に送付するトリアージュは今日も有効な方法と考えられる。これで医療機関にある者が患者の高次脳機能の有無に関心を持ち続けることにつながり、このことが連続したケアの発端となり、やがてはその情報が福祉施設にまで届くことになるわけで、メリットは大きい。

5 隠れた高次脳機能障害

高次脳機能障害は見えない障害であると同時に隠れた障害でもある。理解のために20年前のモデル事業のころの古い事例を紹介することから始めたい。

■事例：40歳代　営林署勤務

山仕事の最中に転落し、崖下で意識を失って倒れているところを同僚に発見された。病院に2ヵ月半入院し、腕神経叢麻痺による利き手の右腕が麻痺していてリハビリを受けた。退院後この運動麻痺を理由に身体障害者手帳2級を取得した。
その後自宅で妻と二人暮らしを始めたがもの覚えが目立って悪いことと情動不穏に気付かれた。営林署に復職を試みたが、職務はある程度覚えていて何とか仕事はできそうであったものの、仲が良かった同僚ですらすぐに喧嘩を始めるなど人間関係に問題を生じ、結果的に自宅待機を余儀なくされた。妻は疲労困憊し、近所で開業している整形外科医に相談を持ち掛けたところ意識障害があったことから頭部外傷の可能性を指摘された。その医師の紹介で他県にできた高次脳機能障害支援拠点を訪ね、脳に大きな外傷を負ったことによる高次脳機能障害があると認定され、精神障害者保健福祉手帳を取得した。その機関では生活自立訓練が実施され、また精神科から気分調整剤の処方を受けた。続いて、障害者職業センターで就労訓練を受けることができた。その後、障害者雇用として再就職を果たした。

このような事例は高次脳機能障害の理解が進んだ今日では少なくなったかといえば、典型例であればともかく、軽度であるがためにかえって訓練や考慮の対象から外され、もし訓練担当者や家族にそのマインドがあればリハビリテーションの成果も生活への適応もより良いものになり得たという事例は少なくない。

頸髄損傷を専門に扱うリハビリテーション施設で20年以上を専門に担当した看護師が高次脳機能障害の研修を受けて述べた感慨が次のようであった。「頸髄損傷のリハビリテーションプログラムが確立して、本当に皆さん四肢麻痺を遺してもよく生活に適応できるようになりました。ところが一定程度まったくプログラムに乗ってくれなくて、成果が出ずに終わる方がいて、何だかなあと思っていましたが、今にして思えばあれは頭も打っていたんですね」。２００8年に報告された米国での統計によると、外傷性脊髄損傷に重度のＴＢＩを伴う比率は６％であり、中等度のＴＢＩを伴う比率は10％であり、軽度と中等度を合計すると60％以上になるという。本邦では十分な統計があるわけではないが、頸髄損傷に頭部外傷を伴うことは珍しいことではなく、せっかく頸髄損傷のリハビリテーションプログラムが確立した今日にあって、そのプログラムに高次脳機能障害に対する配慮が込められることは当然のことであると言って良い。さらに高次脳機能障害ばかりでなく、てんかん発作が伴っていることにも注意を向けられる必要がある。何分にも四肢麻痺があると、四肢にはけいれんが現れないのである。

6　発達障害と高次脳機能障害

小児の領域では高次脳機能障害と発達障害が比較されやすい。どちらも小児期であれば療育手帳の対象であり、成人期であれば精神障害者保健福祉手帳の対象である。小児の高次脳機能障害の支援については「発達障害者支援法の施行について　17文科初第16号厚生労働省発障第０４０１００８号」を根拠に発達障害者支援法の対象となっている。また、特別支援教育では高次脳機能障害は病弱の項目に入れられている一方で、発達障害はそれ自体でひとつの分野となっていることから教育上は異なる対象となっている。産業医科大学・蜂須賀研二教授らの研究からは18歳未満の高次脳機能障害者はおよそ７０００人と推計されていることから、発達障害の人口比１％から４％といった数字に比較すれば圧倒的に少ない（年間出生数が１００万人の年では1万人から4万人）。それゆえに教育界にあって問題意識は教員レベルで共有されながら、高次脳機能障害の小児に特化した教育プログラム作成が国レベルでの取り組みにはなっていない。

このような小児期の高次脳機能障害の症状の特徴は年齢が長じるほど大人の高次脳機能障害に近くなる。そこで症状が成人例に近ければ相談する場所も高次脳機能障害地方支援拠点機関でも引き受けられ、必ずしも発達障害者支援センターでなくともよい。一方、例えば2、3歳で脳損傷を発症し、知能および身体面でも重度の発達遅延をきたしたような例では原因そのものよりも療育という視点で対応することが適切と考えられ、現実にそのための支援システムがあることを考慮すればここで高次脳機能障害と発達障害をキーワードにして議論を進める必要はない。

別途、注意欠如・多動症（ＡＤＨＤ）と診断された子供が交通事故に遭いやすいという指摘がある。その結果、高次脳機能障害を遺したら発達障害としての症状がオーバーラップすることになる。それをいくつもの臨床症状をそれぞれに分類できるかというと容易なことではない。リハビリ面で両方の要素を勘案しながら訓練する必要があるだけでなく、保険その他で補償を考慮する際には必ずといって良いほど係争の元になる。要するにそのようなことは事故以前からあったのではないかという申し立てである。その場合は当事者の生活歴を家族からの聞き取りや学校の記録などから丹念に作成し、高次脳機能障害を持つ現在の病態から以前の病態を差し引くという作業が必須となる。

7 社会的行動障害の強い事例

2015年10月に社会保障審議会障害者部会で北岡賢剛委員から高次脳機能障害に基づく強い社会的行動障害により受け入れ先もなく本人も家族も疲弊しきっている事例が少なからずあり、対応が必要であるという見解が披瀝された。確かに症状面での残った課題の最たるものは社会的行動障害の強い事例である。先に具体例を見てみよう。

■社会的行動障害の強い事例

2016年、出勤時に原付バイク運転中、車と衝突。脳損傷、手足の多発骨折。回復期病院では暴言がみられた。リハビリを終え退院し在宅生活に移行。その後、近所から不審者情報（女性の後をつける。他家に不法侵入など）が相次いだ。家での本人は穏やかに過ごしており、家族はそれが本人とは気付かなかった。しかし、本人がたばこを万引きし、警察が家に尋ねてくることで初めて気付いた。専門医を受診した後、精神科入院となるが、病識なく本人の強い希望で退院。家族の24時間介護となる。

・在宅生活から約1年後、生活訓練の通所先が決定。その間も万引きなどのトラブルは続く。県外の事業所が受け入れ可能となった。支援は徐々に整うが、万引き等で警察に家族が呼ばれることは続く。

・本人の調子の波や家族のレスパイト（小休止）のため、約3ヵ月から半年に1回、精神科入院を利用する。日中・休日の家族負担は以前より減ったが、夜間のサービスはなく家族の負担感は残った。夜間に出て行ってしまうことにさまざま工夫はしたものの、限界となり妻の苦渋の選択で家の内側に鍵をつける。それでも階段の踊り場にあった窓から飛び降りて足を骨折。この頃、他県の労災施設入所について案内があり、入所するも2度のぼや騒ぎを起こし約1年で退所。現在、精神科入院中（島田他の報告による）。

このような事例では家族は審議会の指摘のとおりに疲弊しきっていて、一時的にせよ引き取って家族に休養を提供しようと考えてくれる機関は多くない。独り者で家族がいない場合には対応を買って出る人はいず、行政的対応しかなくなる。このような人がどのくらいいるかは地域で異なるものの、支援拠点機関を相談に訪れる例の2％から3％ぐらいではないかと推定しているが、もっと多くいると指摘する地域もある。現実に難治性で、その程度がひどく、環境の整備だけでは収まらない病態に対しては精神科による重点的な管理と薬剤の使用が必要な場合も多い。上記の事例のようであればいわゆる福祉施設で何とかなるような病態ではない。実際に措置入院や医療保護入院に至った事例もある。課題は引き受けてくれる精神科病院との提携と退院後の支援プログラムの作成である。高次脳機能障害に理解のある精神科デイケアはひとつの解答であり、数は少ないが存在する。そこで厚生労働科学研究班が構成され（巻末資料9）、滋賀県、京都府、大阪府、奈良県を対象にして研究が実施された。その研究成果は「社会的行動障害への対応と支援」としてまとめられた。国立リハセンターの高次脳機能障害情報・支援センターＨＰから閲覧可能である。

今一つ、上記の事例のように高次脳機能障害では社会的行動障害が触法行為につながることがあり、万引き、暴力、性的逸脱行為が代表的である。暴力や窃盗ばかりでなく、症状解説で触れたように病識欠如により、できもしない事業を企画して多大な借金を作ってしまった事例さえある。万引きも借金も家人が謝れば済むようなレベルであればともかく、頻繁に繰り返されたり、また笑って済ませるような金額ではないことも現実にはあり得る。最終的にこのような事例が犯罪になるのかどうかは司法の専門家による判断を待つのだが、高次脳機能障害では決して稀な出来事ではなく、高次脳機能障害をもつ者がこのような触法行為で刑務所に送られることがある現実に鑑みて、法学者による検討のための資料作成が医学者側でまとめられる必要がある。

8 自動車運転

高次脳機能障害者にとって自動車運転ができないことは、交通網が発達した都会を除けば日本中のどの地域であっても生活する上で不便なことこの上ない。高次脳機能障害で運転できない理由は多く、それを大きな理由として日本安全運転医療学会が設立された。障害者の運転そのものが一般の方には馴染みが薄いことと思われ、脳卒中後に半身麻痺を後遺症としてもつ人にも自動車運転のための訓練があり、そのために特別仕様の自動車さえあると聞けば驚くのも普通であろう。耳がまったく聞こえなくとも運転免許を所持でき、障害をカバーするような仕様の自動車もある。それでは高次脳機能障害はどうかというと現時点では運転をして良いかどうかの判定は可能であっても、運転をしてはいけないと判定された人に運転できるようにする訓練法はまだない。したがって認知機能のある程度の回復を待って適時に運転技能を評価しその可否をリハビリテーション的見地から判定するが、不可の場合にいつになったら運転できるようになるのか判定することは容易ではない。また究極の解決は自動運転の開発であるが、それも日常生活での使用に耐え得る機能をもつ車と運用システムができあがるのはまだ先のことである。また、高次脳機能障害者にはてんかんの合併を見ることも多々あることから、その面からも運転可否の判断がなされる必要がある。要点は運転の不便さもさることながら、事故を起こして他人を傷つけることは断じてあってはならないことにある。

このようなことはコミュニティがどのように捉えるのか意見の醸成を待つばかりでなく、どのように解決するのか格好の行政的課題として取り上げる必要がある。農村にあっても田植えから稲刈りまでトラクターやその他大型の農機具まで固有のものとなり、村人総出の共同作業というような昭和の風景が見られない時代にあって車の運転が不能になった場合の対応は、高次脳機能障害に限ったことではなく、高齢者問題にも共通する。

9　家族

高次脳機能障害者と家族の関係はどのようなものであろうか。生計を共にすることの困難や離婚等は経験的に知ることはあっても、他の障害や難病と比較した場合となると具体的に比較可能な数値を示すことは容易でない。一口に家族と言っても、親子、夫婦、兄弟の関係があり、それぞれが持つ困難を網羅するためには、たとえ少数の群からであっても地道な研究を続ける以外に方策はない。以下は著者のわずかな経験からの記述である。

生活の自立については当然障害程度が重くて家庭では面倒を見切れないという事例があれば経済的に立ち行かないこともある。30歳代から40歳代で就労移行支援に至らず在宅生活をしている既婚男性を例にとれば、この男性の当座の家庭での状況は誰にも想像可能である。奥さんは働きに出かけなければならない、それで収入は足りるのか、子供の世話は誰が見るのか等々である。社会福祉サービスを動員すれば何とかなりはするだろうが、痒いところまで手が届くかどうかは微妙である。それがいつまで続けられるかという点になると不安がある。妻が力尽きて子供を連れて家を出れば、そこで老母が世話を担当するという「母の再登板」である。女性が当事者である場合にはもう少し複雑であろう。高次脳機能障害に限らずリハビリ一般に女性を訓練に通わせることに消極的である地域が20年ぐらいまではあった。その風潮はその後改善されつつあるがまったくなくなったわけではない。性差ばかりではなく、家族にまつわる歴史に根差す文化的背景が今日なおリハビリの世界には無視し難い因子としてのしかかってくる。そのような文化的背景が薄れている都会ではそれが有利に働くかといえば、一方では個人はもちろん家族単位での孤立に結びつく。

独り者の30歳代男性が大都会で高次脳機能障害者となり、社会的行動障害で周囲との軋轢を繰り返しているのを見かねた支援者の発案で家族のいる遠い田舎に戻したところ、いちどきに落ち着いた生活を送ることになった。家族の有無のためか都会と地方の違いであるのか考察は容易ではないが、家族の存在が有利に働いた例である。もちろん家族の厚遇がいつまで続くかというような問題はやがて生じるであろう。研究者にはこのように家族がキーワードになった事例を対象に、できるだけ質的にではなく量的な研究として取り組んでいただき、行政的行動につなげる努力を期待したい。

10 就労

職に就くことを考えるにはいくつかの視点が必要である。日常生活が自立できてこその就労であり、まずこの確立が先行する。そして勤める先が元の職場なのか、新たな職場なのかは大きな要素である。また、発症時には学校に通っていてそれまでに就労経験がないとなると困難度は飛躍的に上昇する。ハビリテーションという用語はリハビリテーションと対になる言葉で、「リ」がないということは経験がないことを訓練によって初めて身に付けるという意味があり、小児の領域ではよく使われる。実際に高次脳機能障害者の就労の困難さは専門職でなくても当事者の家族であれば誰もが知っていることで、雇ってもらえない、せっかく職に就いてもすぐに辞めてしまうというのは全国共通である。

そこで高次脳機能障害になってどのような職業に就けるのか、あるいはどの仕事なら向いているのかという疑問は日常的に発せられるが、モデル事業以来の盟友であった障害者職業総合センター研究部門の田谷勝夫氏は「その時点で得られる職に就く、これに尽きる」と述べる。現場では高次脳機能障害の診断基準にあるような記憶障害、注意障害、遂行機能障害に目配りしながらの職務遂行を求めていくわけだが、とりわけ社会的行動障害に適切に対応することが極めて肝要である。

餅は餅屋であり、旧労働省系の機関の高次脳機能障害に向けての取り組みは旧厚生省より早く、具体的であった。労働災害に基づく後遺症として無視することができなかったこともあろうが、原因にかかわらず各地の障害者職業センターは職場復帰、職場定着などの直面する当事者個別の課題に対応している。職場適応援助者（ジョブコーチ）という米国発祥の職場派遣型援助者の配置システムは、職場を定期的に訪問し、職務の指導のみならず事業主、医師との連携まで取り持つ雇用促進法に基づく公的制度である。もちろん障害種別を問わない職分であるが、高次脳機能障害者にとっても役に立っている。

就労については愛媛県から経験的な事実として、高次脳機能障害者には漁業は困難が大きく、農業のほうが向いているという報告が上がったことがあった。確かな見識であり、農業と福祉の連携、すなわち農福連携は魅力的であり農水省も事業推進を図っている。とても良い施策だと思うが、家族の捉え方はもう少し複雑である。農業のことではないが、家族からこの仕事ではイヤであるという拒否が発動されることは学校の選択の場合と同様で、心情的には理解できるばかりに一層困惑を極める。後天性障害ではとりわけ家族にあっては「以前はできたのに」あるいは「あれさえ起きなかったら」といった後悔や自責の念が付いて回ることがこのような形で現れるのも自然なことである。ただ支援担当者はそれでもそれを乗り越えて職務に邁進できる技量を求められ、スキルを身に付けることに支援事業は心を砕いている。特に支援担当者がバーンアウト（燃え尽き）してしまうことの警鐘は早くから指摘されている。

別途、著者は長野県の小さな地域で発達障害の子供をもつ親に学校の合理的配慮について満足度を調査したことがある。教育現場での支援を「ほとんど機能していない」とする比率が小中学校では10％以下であったのに対して高校では30％を超えるという結果が出て驚いた。そこでさらに何が不満であるか調査したところ、高校では卒業後社会に出ていく、すなわちどこか勤めに出るということが親にとって気になるのであるが、その点で対応が不十分と感じるということだった。これは学校の先生に依存するだけでは対応困難であり、逆に学校の先生にその責任を負わせるのは気の毒である。小児の高次脳機能障害は発達障害者支援法の対象であり、無縁のことではない。

ジョブコーチ制度が出てきたことで、家庭に出かけて日常生活を過ごす上での困難を減らすための指導をする生活版ジョブコーチという優れた発想が名古屋市総合リハビリテーションセンターの阿部順子氏、蒲澤秀洋氏によって提唱され、いくつかの地域で実践を見ていることをこの項で記載しておく。

11　直接損失と間接損失

障害者の収入面でＷＨＯの使う用語に直接損失と間接損失というものがある。直接損失は障害を持つことでその人がそれまで得ていた収入を失うことであり、間接損失は障害者の面倒を見るために家族あるいはその立場にある人が働きに行けなくなることで収入を失うことである。

日本で障害がもたらす直接損失や間接損失が個々人でいくらになるのか計算の仕方もあいまいであれば、ましてや国全体でどのくらいの規模の額になるのかつかみの数字すらも出しにくい。もっともこれらを明確に示し得る国は外国にもないので日本が劣っているという話ではない。その一方でどちらの損失も莫大な数字になるであろうと一般的に推測されている。その損失をどのように埋めるのかは知恵の出しどころであり、特に意識に上りにくい間接損失は実態も対応もこれからの重要な課題である。考え方として、平日の勤務時間帯を障害者が家族と離れた場所で過ごすことができれば、家族はその間にパートで働きに出かけることが可能になり、生産活動に従事することになる。すると自治体が日中の居場所設置のために使用した税金は一方的な支出とはならず、家族の生産活動によって相殺とまではいかないまでも減殺されることは確かであろう。このような居場所作りはいろいろな障害その他で実践されていて機能している。高齢者のデイサービスの送り迎えの車は今やシャッター通りを頻繁に駆け抜ける一大産業に育っている。京都府で高次脳機能障害者に向けた居場所が設置されたが全国的な拡がりを見るには至っていない。精神科デイサービスが代わりになり得るが、家族の勤務形態とのすり合わせがうまくいくかどうか、高齢者のデイサービス運用方法と比較検討する必要がある。そして何よりも居場所に関わる担当者が高次脳機能障害について習熟することは何よりも肝要である。

米国発の発達障害関連の論文には小児期からの社会適応が奏功すればその児童が将来納税者になり得るという記述を見ることがある。医療や療育が最終的に州または国家の税収にどのように貢献するかという視点はかなりしっかりしたものとして研究者に根付いているように見える。日本では調査研究自体は盛んであり、大学院での障害関連の修士論文として調査研究を実施する件数は驚くほど多いものの、収入に関する調査は少なく、指導教員たちも敬遠しがちである。いや、収入を尋ねること自体が不見識だと捉えられている面もある。このような収入に関する視点を持った調査研究が高次脳機能障害のみならず、日本の福祉の領域で拡大することは極めて大切である。

12 医学教育での高次脳機能障害の扱い

高次脳機能障害が医学用語としての認知を受けていないというような話はすでにした。そのこと自体は行政用語だからとか将来変更され得る絶対的なものではないから等々、いろいろな理由があり、自然科学の枠であるべき医学の目指す方向からすればもっともなことである。もちろんかつての炭鉱の落盤等による器質性精神障害の診察に重きをおいた精神科医療の現場からすれば高次脳機能障害の重要性は今更ながらのことではあるが、現在の交通外傷その他の原因による高次脳機能障害という精神症状を医師が適切に対応するため精神科以外の医師に十分な卒後教育が必要であるとともに、精神科医にも必要とされる面がある。それは外傷や血管障害の患者の急性期を精神科医が診ることはなく、したがってその後も他科の医師が診続けることになると、精神科医がこの領域の研鑽を積む機会が教育次第では限られたものになるからである。

さらには福祉という学際分野を医学教育の中に取り込むことは大切である。大学が学識の府であれば医学と他分野の関係についての教育はあってしかるべきである。もちろん学部の中では素養のレベルを超えることはないとしても、端緒を付けられた事項とまったく触れられたこともないというのでは大違いである。現在医師国家試験の受験科目として公衆衛生学が必須になっていることは医師の世界では良く知られている。ここでの講義内容はその名のとおりで生活習慣病の予防、労働衛生、食品衛生、感染症対策などの社会の健康増進に関することであり、福祉の領域はどちらかといえば手薄であるのは止むを得ず、よって高次脳機能障害が語られることはない。むろん医師国家試験に頭部外傷の後遺症に関する出題はあっても高次脳機能障害の制度について出題を見たことはない。

反面、作業療法士、精神保健福祉士、言語聴覚士、公認心理師、看護師等の専門職国家試験では多様な様式で高次脳機能障害に関する出題があり、領域によってはそれを反映するかのように養成校の講義で詳述される。その結果、福祉とまでは言わないまでも患者、障害者の退院後の日常生活やそれに向けての対応が実感をもって語られ、制度面での理解までが良いのとは対照的である。

今日ではあちこちの当事者団体とともに高次脳機能障害支援に当たっている医師は、診療科を問わず大変な見識をもっていることを思うと、医師全体の関心を底上げすることはとても大切なことであり、可能なことでもある。医学教育がそのための鍵を握っているのは当然のことである。日本医師会がその医学雑誌で高次脳機能障害を取り上げたのが2016年のことであり、この領域にとっては出色の出来事であったことはぜひとも付け加えておきたい。

13 診断基準改定

2018年にWHOのICD-10（疾病及び関連保健問題の国際統計分類第10回改訂版）がICD-11（第11回改訂版）に変わったことを契機に、今日、高次脳機能障害診断基準の見直しが始まっている。そのために厚生労働科学研究費補助金による研究班が組まれていることからいずれ適切に書き直しがなされるものと考える。いくらか整理が必要であるとすれば、高次脳機能障害診断基準の除外診断に発達障害があり、その一方で小児期に発症した脳血管障害や頭部外傷による後遺症が発達障害者支援法の対象となっている点である。さらには小児の高次脳機能障害は成人の高次脳機能障害と症状や社会生活の適応などに異なる点があり、高次脳機能障害診断基準がそのままで小児に使用できるか疑問がもたれることもある。発達障害者支援法成立以前に高次脳機能障害診断基準ができたこともあり、確かに多少の読み込みにくい状況があることは認めるものの、行政技術的にはこの問題を解決することに大きな困難はないはずであり、何よりもこれで深刻な混乱が生じているという報告も聞かない。

現在の診断基準の補足にあるように医学技術の進歩あるいは時代の推移により分類方法が変更になることに伴い改定されることは当然のことである。障害者分野での診断基準は数値で示しにくい点が多くあり、また法令上の整合性が強く求められることも当然のことである。これをもって「行政的」というややもすれば非難に近い言葉を発するのは適切ではなく、医学を無視した点は現在の診断基準にはない。むしろ障害の社会モデルに大きな地殻変動に相当するような出来事が生じれば、その時こそあらためて斬新な診断基準の作成が求められるはずであり、それを願うものでもある。

第8章　家族会活動のこれから

1　家族会活動のこれから

２０１３年に小児脳腫瘍連絡会（ＰＢＴＮ）の馬上祐子氏に依頼して同連絡会他に向けて高次脳機能障害の有無およびそれに向けた対応を調査したことがある。20歳未満の患者群67名のうち24名にアンケート調査で明らかになるほどの明確な高次脳機能障害があると判定され、その比率は35・8％であった。しかし、母親で高次脳機能障害をもつということに気付いていた人はわずか2名であった。当時、浜松医大の尾島俊之教授による小児慢性特定疾患のキャリーオーバー患者の問題がクローズアップされていた。小児期に特定疾患として認定されていた患者が20歳を過ぎて小児でなくなったら病気の治癒とは無関係に特定疾患としての資格を失うという指摘で、該当者が5万人いるということだった。小児脳腫瘍の子供を持つ親にとって腫瘍の治療に目が向くのは当然であり、病気から解放されたいという気持ちは自然である。腫瘍自体、あるいは治療手段によっても生じる後遺症としての高次脳機能障害が残存し得ることはむしろ治療する側に意識を強くする必要がある。日本医療研究開発機構の小児脳腫瘍の研究班で後遺症としての神経心理学的障害が調査され、それを踏まえた手引きが日本小児がん研究グループから２０１７年に発刊され、今日までに改訂を2度重ねた。医療者主体で進められた研究ではあるが、社会保障制度の利用から就学、就労にまで言及され、家族会の意識の高まりが反映されたと見てよい。当初に調査対象となった子供たちも大きくなったはずであり、障害者手帳を取得し、必要なリハビリが実施されていることを祈るばかりである。

総合支援法が成立して難病が福祉の対象となった際にも日本難病・疾病団体協議会の伊藤たてお氏に依頼し札幌の施設見学をした際にも、同じように、医療が優先で難病を抱えながら社会生活を送るということがどういうことなのかはこれからという印象を受けた。わずか2年後に札幌を再訪した際に同じ施設内には難病を抱えながら職をもつということへの意気込みに満ち満ちていて舌を巻いたことは記憶に新しい。佐賀でも同様なことが起こり、元気な難病患者の施設長がＡＬＳのスタッフを雇っていることにも驚いた。実は高次脳機能障害関連施設を見学しながら難病関連施設も職務として見て回っていた。

このように当事者の意識の高まりはそれぞれの分野での行政の質を高めること請け合いである。高次脳機能障害に話を戻して当事者15年の歩みとして展望の表明を依頼した。

■5年後のナノへ

東京都　特定非営利活動法人　地域で共に生きるナノ　谷口眞知子

１９９６年、長男が突然の事故で心肺停止による低酸素脳症に。さまざまな後遺症が残りました。5分前のことも覚えていられない。病院内でトイレにいくと病室に戻れない等々。後に高次脳機能障害として認知されていきます。当時は身体的なマヒ等の変化がないため、支援の対象者として相談にのってくれる機関も行政窓口もどこにもありませんでした。

情報もない、支援もない、相談先もない、リハビリ先もない。退院後の生活はすべて家族のみで向かいあわなくてはならず、親である私が現実を受け入れられず、閉じこもった状態が続きました。

中島八十一先生に初めてお会いしたのは、２００１年12月、サークルエコー田辺和子氏と参議院議員安部幸代氏と共に国立リハビリテーションセンターで、懇談の場を持つことができました。専門家で医師でもある先生に現状、現実を訴え、聞いていただくことができました。その後20年以上もの時を小さなナノとし活動を続けていくことになります。２００１年６月任意団体「地域で共に生きるナノ」を発足、「小さな力でも力を合わせれば大きな力に！」との思いを込めました。

２００３年、高次脳機能障害診断基準が発表されました。行政へ、医療へ、支援、サービスを受けていくための指針として23年たった今もナノの原点でもあります。しかし精神障害福祉手帳の対象でもあり、取得することによりサービス、支援の対象にはなっても、精神障害という言葉に対する抵抗感をぬぐい去ることは難しいこともあり、いまだ支援が行き届きにくい側面はあります。

２００９年10月、埼玉県委託ピアカウンセリング事業を受託し、年間約20回前後の地域相談会と１２０回前後の電話相談を担っています。

２０１１年３月19日、震災の１週間後、地域全体をリハビリの場として捉えようと話し合い、コミュニティカフェ「ＭＩＬＣ」を開設します。ＭＩＬＣはみんなで（Ｍ）一緒に（Ｉ）学びつつ（Ｌ）、Ｃはコミュニケーションという意味です。

ナノを支えるもう一つの活動でもある２００３年発足の「チームナノ」は応援、広報活動を担っています。「共に触れ合い、支え合い、共に参加すること」を目的に障害者、健常者、垣根を越えて、舞台活動・イベントを行っています。スペシャルオリンピックス・原宿スーパーよさこい・人権の集いをはじめ、地域イベント、施設訪問等々。賞には縁遠いけれども知る人ぞ知るチームです（笑）。

自分達の住んでいる街で顔の見える関係、この地で知ってもらう、理解を得ることがナノの立ち位置でもある以上、場をもって活動を続ける中でさらなる問題が見えてきました。

高次脳機能障害については、診断基準はできたけれど、行政はじめ医療も福祉関係もほとんど知られていません。当事者、家族からは将来がみえない、仕組みがみえない、支援がみえないという声が多く、将来につなげる一歩を新たに模索していくためには法人格をとり、継続し、繋げていくことが必要だと思いました。

さらに活動の場を広げていくこと、他団体との交流、行政を含めた情報の広がりを求めて、２０１８年7月10日、特定非営利活動法人「地域で共に生きるナノ」として新たな一歩を踏み出しました。

地域活動支援センター・相談支援センター「輪《ワ》・笑《ワ》・和《ワ》」では臨床心理士、看護師の方々にもかかわっていただき、社会適応訓練、機能訓練も行っています。

通所施設である地域活動支援センターは利用者さんの通所要件について、三郷市と話し合いを重ねました。狭間の障害といわれ、行き場もなく、家族の疲弊、孤立を多くみてきたこともあり障害種にこだわらず受け入れていくことにしました。また障害を持った方の働くこととは別に余暇活動の楽しみも感じてほしいと思い、２０２１年1月より、余暇活動を目的に移動支援事業を新たに始めました。場を持って活動を続けていくことは常に目の前に課題が立ちふさがり、見えてくることでもあります。身近なところで社会参加、地域参加するためには、家族の協力が今のところ大きく関係しています。家族の思いとは別に親も歳をとっていく現実に常にさらされてもいます。老障介護・老老介護の現場でもあります。息子が受傷して24年。現在スタッフは10代から70代までの15名。シフト制です。２０２１年12月から大学生２名が参加しています。コロコロと明るい笑い声と笑顔があふれ、若返った感があります。利用者さんもスタッフもお互い良い刺激にもなっています。常に問題・課題は山積みですが、現在高次脳機能障害パンフレット三郷版を作成中です。初めて障害を持った方が地域の中で始めの一歩としての道案内になればと思います。今後のさらなる目標は障害種も年齢も越えて共生社会を目指して居宅介護事業も視野に入れて準備に入りたいと思っています。

資金も人も物もこれからですが、大きな最終目標でもある、グループホーム立ち上げ準備にも入ります。5年後のナノを目指して向かいあうものは命、生きてるだけでありがたいと笑いあえる日を目指して！

輪・笑・和を合言葉に！

■家族会のこれからの展望

北海道　脳損傷友の会コロポックル相談役　篠原　節

1999年2月、当時は脳外傷者といわれた当事者と家族の会が札幌に立ち上がりました。時あたかも北海道が交通事故死ワースト1の時でした。交通事故後1年の息子と13年の息子を持つ2人の母親の出会いが始まりでした。外見に変化少なく、脳だけにダメージを受けた者は治療の対象にもならず、福祉サービスの恩恵すら受けられない現実に不安を覚えたからです。

それから22年の時が過ぎました。今も脳損傷（脳外傷改め）友の会コロポックル（以下コロポックル）は元気に活動を続けています。2004年にNPO法人の資格を取得し、就労継続支援B型事業所、女性を対象とした地域活動支援センター、相談室コロポックルの三者をNPO傘下としました。家族会のコロポックルは、当初から現在も任意団体としてNPO法人とは一線を画して活動しているのです。

長らく活動を継続してこられた要因を振り返ってみます。

1. 家族が被支援者だけに安んじることなく、体験を生かし傾聴役、相談役を担おうとして研修を受け学習を続けてきました。2007年には全道18圏域の保健所を2巡し105名の当事者・家族と出会い、その後札幌市内10区でも相談会を開き、現在は市内で年2回の相談会が定着しています。

2. 家族向け一般市民向けに高次脳機能障害の啓発活動に力を注いできました。家族には例会を通して、一般市民や医療、福祉、司法、教育等の専門家には、講演会や研修会を通して、なんと22年間に200回以上の啓発活動を実践しています。

3. 会報を年3回、1回1000部発行、配布して情報の受発信をしています。会員はもちろんのこと、賛助会員、医療、福祉、司法、教育、労働等関係者や機関に広く配布しています。会報には主催講演会や研修会の内容、様子、感想の他に体験談、新しい関連情報等を載せ、会合に出たくとも出られない会員とつながり続ける大事な絆ともなっています。

4. 行政に働きかけています。日本高次脳機能障害友の会と共に働きかける他に、協力を求められるアンケートに応えて施策に反映させてもらっています。2019年には、日本高次脳機能障害友の会に協力して厚生労働省に要望しました。障害年金の診断書が誕生月に届き、その月のうちに返送するのは家族の負担が大きすぎると訴えました。厚生労働省は、誕生日の月の3ヵ月前に診断書を送付するよう変更してくれたのです。また、札幌市内には国の高次脳機能障害支援機関は4ヵ所ありますが、札幌市には高次脳機能障害の相談窓口がありません。市長に要望したり、議会で取り上げてもらったりしてきましたが、いまだに札幌市は知らん顔。国から都道府県に支援事業が下りていて、政令市が支援事業の空白地帯になっているのが現状です（政令市でも横浜市、堺市、さいたま市、仙台市など高次脳機能障害の支援センターを持っているところもあります）。その結果を会報にフィードバックするのは当然のこと。近くは会員に向けて、コロナウイルスにかかった時の当事者・

家族の対応に関するアンケートをとりました。会員150名に送ったところ、瞬く間に91通の返信がありました。コロポックルへの信頼の現れと、重い責任を感じているところです。

5. このような活動を22年間続けるうちに、会員にとってコロポックルは安心して話し合える場、同じ悩みを持つ家族と会えてよかったと思える場、学びの場、心のより処としてつながりあえる場となってきました（例会参加者のアンケートより）。

6. 家族会設立の年に立ち上げた高次脳機能障害者を対象とした作業所（現在はNPO法人が運営）、就労継続支援B型事業所「クラブハウスコロポックル」で、見えてきた課題もあります。ひとつは、就労支援は就労移行支援事業所が中心となり、2年間で就労につなげるという流れがあります。脳の回復には時間がかかり、クラブハウスコロポックルから3～5年、時には10年かけて就労に結びつく方もいます。短期間で就労に結びつかず、就労のレールに乗れていない方がいるのではと懸念されます。また、障害者総合支援法の報酬の設定が、より工賃が高い事業所に手厚くされていて、2021年の報酬改定でさらに高工賃の事業所の報酬単価が強化されました。疲れやすく長い時間働けない、週5日働くのは難しいといった高次脳機能障害者を受け入れる事業所がなくなっていくのではないかという点も心配です。

7. 今回、コロナのアンケートを通じて、家族会の行くべき道を教えられた気がしています。インターネットの時代にあって、情報は容易に手に入る。関連図書も一杯できて、読めば情報がすぐ入る。そんな時代にあっても、温もりある人と人とが出会って情報を得、交流したいと願う会員たちの想いを受け止めました。顔を合わせながら地道に活動を続けて、活動を重ねていく先に、今はまだ定かでない未来が見えてくると信じて、コロポックルは歩み続けます。

■高次脳機能障害者支援の現場とこれから　～笑い太鼓の活動を通じて～

愛知県　特定非営利活動法人 高次脳機能障害者支援「笑い太鼓」　加藤俊宏

・はじめに

笑い太鼓は愛知県の東部、静岡県に隣接する豊橋市で1998年から活動を開始し、2006年に高次脳機能障害者の社会参加支援を目的に法人格を取得。今日までその目的実現に向けて活動してきました。2006年は、障害者自立支援法が施行され、高次脳機能障害者が障害福祉サービスの対象となった年と重なります。しかし、高次脳機能障害者として障害福祉サービスの対象となったものの、地域には適切に診断、評価はもちろん積極的に高次脳機能障害者の支援を行う病院、施設はなく、高次脳機能障害支援モデル事業で提唱された医療から始まる切れ目のない「連続したケア」の体制は十分ではありませんでした。病院から退院するとき、地域での生活に困らないようにその人に合った必要な手立てを準備することが必要ですが、その準備が十分されないまま退院されるケースが目に付きます。後遺症を持つ家族との生活は、家族間の負担や役割のバランスが大きく変わるため、将来に向けての不安が襲ってきます。これまでの生活歴の中で経験したことのない事態に遭遇した時、どうすればいいか途方に暮れ、初めてのことなので、どこでどのように相談すればいいかわからないまま、家族で問題を抱えてしまいがちです。

・支援の変化

現在、笑い太鼓は、愛知県東部にある豊橋市と愛知県の西部にある名古屋市の2拠点で障害福祉サービス事業所として「相談する場所」と「日中活動する場所」の2本立てで、高次脳機能障害者の社会参加を支援しており、両施設合わせて130名ほどの利用者が通所されています。

その中でも、笑い太鼓の相談事業は、自立支援法が始まる前から、退院後の生活に困った当事者やご家族からの相談に応じることからスタートしてきたため、今日でも福祉サービスではカバーしきれない部分の支援や相談にも応じており、相談を担当する職員と施設での支援を担当する職員が連携を取りながら、ご家族の困りごと、例えば当事者を抱える家族の問題、年金や失業給付など経済的な制度申請のお手伝いや制度活用のお手伝いなどにも取り組んでいます。

笑い太鼓活動初期の施設としての役割は、病院から地域に戻ってからの当事者支援が中心であり、在宅生活や職場復帰した後に、問題が発生し、生活がうまくいかなくなってからの相談が多かったので、社会適応と就労するための支援、生活場面での適応、社会性の涵養などを、どのように支援していくかということを、主とした支援方針にしていました。しかし、10年以上にわたって、「相談場所と活動場所」を一体的に提供しつつ、両地域で活動をしてきますと、発症後何年も経過した方たちからの相談中心から、行政や地域の福祉機関、病院から紹介されたという、受傷後間もない当事者や家族からの相談や、地域のさまざまな機関がかかわっていながら、高次脳機能障害が見逃されてきてしまった方たちの相談などが増えてきました。それに伴って、単に社会生活や家庭生活をうまくやっていくことや、働くことをうまくこなすために必要なスキルの獲得や適応を図っていくということに加えて、日常生活をリハビリのための題材と見立てて、認知機能そのものの回復や認識を狙いながらの支援を図っていくという視点が必要となってきています。施設の中で一定期間かかわっていく中で、高次な脳の機能障害が、明らかに回復したと感じられる方もいらっしゃれば、そうでない方もいらっしゃるのですが、たとえ長い時間がかかっても、自分の高次な脳の機能障害についてきちんと向き合うことができれば、受傷後20年経って初めて手帳や年金の取得をし、障害者就労へ進まれる方も出てきますし、あきらめていた筆を持ち直して絵を描くことを始める方も出てきます。

・これから

全国で、当事者家族の方たちが、高次脳機能障害の問題を訴える活動を始めて20年余りが経ち、約10年の後に障害者としてのサービスが受けられるよう制度的には整ってきています。その間に、高次脳機能障害についての情報はインターネット等を通じて簡単に入手できるようになりました。しかし、ご家族やご本人からお話を伺うと、まず知りたいことは、自分たちはこれからどうしたらいいのか、何をしなければいけないかということに集約されています。ご家族を含めた当事者にとって一番フィットする、必要な情報をその時々に届くようにしていく必要があると思います。

また、高次脳機能障害の発症原因の8割を占めるといわれる脳卒中の好発年齢である40代から60代の人は、働く意欲が高いにもかかわらず、介護保険2号被保険者とみなされ、介護保険優先の制度運用原則から、介護認定が勧められる場合が多い（制度上は障害福祉サービスの具体的な利用意向を聴き取り、適切な判断をするとされている）という問題も残っています。今後は定年の引き上げなど労働年齢が確実に上がることも踏まえ、制度運用の見直しが必要になります。そもそも介護保険制度ができたときに、40歳以上の特定疾病の方たちを介護保険対象としたあとに、高次脳機能障害者が障害福祉サービスの対象となる自立支援法が成立してきた経緯から、せめて自立支援法が成立されたときに、この問題は議論されるべきであったと思います。現状では少なくとも、介護保険サービスと障害福祉サービスで自由に選択できることが望ましいと考えます。

医療制度の関係から、高次脳機能障害から来る生活上の問題が予見できても、身体機能のリハビリがさほど必要とされない場合は、短期で地域へ戻るケースもあり、すぐに地域生活に再適応しきれない場合や、認知機能の回復途中で復職するケースも出てくるため、職場で不適応となるケースも散見されます。また、手帳や、年金の申請時期になると、すでに医療との関わりがなくなっている方も多く、地域的な問題かもしれませんが、手帳、年金申請のための診断書作成の依頼先に困ることもしばしばです。

手帳や年金といった生活上必要となると予測される制度や経済的な保障なども含め、退院直後の地域生活とその後の中期、長期の見通しを見立てる退院時の話し合いの場を持つことが大切です。しかし、退院からの回復や経過を確実に見立てることは難しく、その都度修正していくことが必要となります。その役割をどこが担うのかも含め、それぞれの地域での、社会参加に向けた「連続した支援」の仕組みを作っていく必要があると考えます。

■家族会としてのあゆみと今後の展望等について

奈良県　奈良高次脳機能障害友の会あすか　大久保康子

「奈良高次脳機能障害友の会あすか」は2021年に設立20周年を迎えました。

名古屋で脳外傷セミナーが開催され、日本脳外傷友の会が立ち上がった2000年2月、その交流会で「奈良にも脳外傷友の会を立ち上げます」と、ある参加者が声を上げました。その方は、奈良総合リハビリテーションセンター（以下リハセンター）附属自立訓練センター（以下自訓）に私の息子と同じように入所中だった青年の親で、当時自訓の心理士の先生に「ここを退所すると行くところがないので、退所者と入所者との交流会をしようと思う。手伝ってもらえませんか？」と言われて、一緒にお手伝いをしていた方でした。私もその先生の指揮の下でなら友の会を設立・運営できると思っていましたが、4月になりその先生は異動、しかし途方にくれてばかりもいられず、自訓指導員の佐竹正文先生に助けていただきながら交流会を開き、「脳外傷友の会」設立について話し合いを重ね、1年後に設立総会をすることに決めました。それ以降も引き続き佐竹先生にサポートしていただきながら準備をし、2001年5月20日に「あすか」の設立総会を開催しました。私が会長になったのは、リハセンターが家から近い、車を運転できる、仕事をしていない、からでした。

最初は何もわからず、毎年日本脳外傷友の会の代表者会に参加して各地の取り組みを聞き、厚生労働省との話し合いで国の考えを聞き、持ち帰って県に伝え、また会の活動の参考にしました。なかでも私たちの活動を大きく導いてくださったのは、当時の日本脳外傷友の会会長・東川悦子さんからの友の会活動報告「つうしん」でした。これがなければ、会活動は成り立たなかったと思います。

ともかく他の活動を参考にしなければと一生懸命あちこちの会長の話を聞きました。高次脳機能障害に関心を持ってくれる県内の支援者を育てるために講演会を企画し、顧問の森本茂先生（当時リハセンター医師、現西大和リハビリテーション病院副院長）に相談に乗っていただきながら、積極的にあちこちの講演を聴きに行き講師の先生と名刺の交換をしました。並行して県内の療法士会・弁護士会・障害者団体などの集まりにも参加するようにしました。でも、時代を切り開いていこうとする日本脳外傷友の会活動は、「あすか」の活動内容や県内の状況とはかけ離れていました。他所で見聞きしたことを関係する方々に一生懸命伝えましたが、中央と地元との温度差を埋めることは難しかったです。

俗に「種を蒔く」と言いますが、その前段階の「種を蒔くための土を耕す」という気持ちで、役員たちと県庁に足を運び、最新ニュースを伝えながら高次脳機能障害というｗｏｒｄを意識してもらえるようにこつこつと働きかけました。

奈良で日本脳外傷友の会全国大会を実施したのは、設立9年目です。その数年前から「奈良高次脳機能障害リハビリテーション講習会」を開催、そのノウハウを役員が身に付けられるようにして、全国大会に備えました。そんな「あすか」の会としての頑張りを認めてくださり、県の障害福祉課の方々は熱心に支えてくださいました。その後も支援センターの設置やコーディネーターの2名配置など、早急な対応をしていただいたのには感謝しています。

定例会や講演会などの活動以外に、電話での相談にも応じてきました。相談の際は会員か否かに関わらず、その時に持っているすべての情報・経験の話をします。定例会に誘って、皆で話しを聞き、相談に乗ることもあります。当事者は支援コーディネーターに対応してもらえますが、家族にはやはり同じような体験をした我々のほうが寄り添えます。家族支援の大切さを訴えたことで、県から家族支援事業として会場費と電話代の予算を付けてもらうことができました。専門的な資格はなくとも、相談者の話を聞き、共感し、私たちの実体験を語ることで、今まで何人も「また頑張ろう」という気持ちになってくれたことでしょう。難しい内容の相談もあり、まったく力が及ばないという時もありましたが、相談者の社会的事情の解決は難しくとも、高次脳機能障害の姿や向き合い方はアドバイスできるのではないかと思っています。

しかし、入会しようという方はなかなかいないのが現状です。依然として少ない会員数の下、私たちの活動がいつまでできるのかはわかりません。私たち介護者は会と同じだけ歳を取りました。今後の発展的な活動の見通しは、正直なところほとんどないのです。ただ、華々しい活動はできなくとも、会を存続させ、困っている人・行政のどちらに向けても窓口であり続けることが必要なのだと考えています。発足から20年経っても、今も高次脳機能障害者となる人は生まれ、悩み苦しむ家族はいるのですから。

■失語症家族会の今後の展望

東京都　特定非営利活動法人日本失語症協議会　園田尚美

特定非営利活動法人日本失語症協議会（当時は全国失語症友の会連合会）の発足（1983年）は当時の医療関係者（主に言語聴覚士）による、失語症のある方（以後失語症者）の「居場所を作ろう！」との思いからでした。退院後、居場所がない失語症者に対し「友の会」が設立されました。その後、関係者の努力が成果を結び、日本各地に友の会ができ、およそ25年ののち、家族会員枠の増設とともに日本失語症協議会と名称を変更しました。研究事例としては長い歴史のある失語症ですが、福祉施策としては、身体障害者手帳等級、障害者年金、意思疎通の手段、基本的人権にかかわること等々のいずれにおいても、万全とはいえず、その不合理な環境に気が付いていても、失語症がコミュニケーション全般にわたる障害ゆえ、関係機関への訴えや行動が困難でした。そこで、失語症者の家族が立ち上がり、患者会であると同時に患者家族会という任を担うことになったのです。

今後、日本失語症協議会が患者家族会として、どのように展開すべきか考えてみたところ、以下、大きく3つの要素がありました。

1．医療専門職との良好な関係保持と医療専門職に対する患者家族会の役割
2．家族は第2の患者であるという視点での、社会への訴え
3．介護者である家族自身の人権の確保

患者会や家族会は病院などに通院する方たちの互いの情報交換や、苦労の共有や共感、経験した者ではないとわからない者同士が心を寄せ合う仲間の会でした。さらに独り立ちするために集う場所であったことから始まり、その多くは医療関係者の指導の下、家族会や当事者会が成立していたと、上智大学の岡知史教授は著書『セルフヘルプグループ』の中で書いておられます。そのような中では、失語症協議会は医療関係者との上下関係や権威からの精神的な決別をできないでいたようです。また、医療関係者側も指導していかねば、運営が立ち行かないのではないか、という責務もあったと推察されます。

しかし、本来は、家族会のような会はすべての人が対等であり、むしろ、運営の主体は患者家族であるべきではないか思います。

もちろん、命を救い、懸命な処置をしてくださった医療関係者に対する感謝の思いは言うまでもありません。しかし、家族は患者の介護を担い、生活を共にし、支える役目を背負っています。琴線に触れるような感動あふれる体験もしています。それらの実体験は第三者の立場では到底わかりえないことです。患者家族の意思で、医療関係者との結びつきを大切にし、活動を継続しいく必要があります。さらに、患者

家族の体験を、医療関係者に伝えるということも、大事な役目の一つであると思います。

もう一つの家族会の役割として、社会的障壁や、不自由さ、困難さを社会に広く理解してもらうこと、家族だからこそ、社会に周知する力があると思うのです。

今ある制度の中に、不足している部分を見定め、行政や公的機関に陳情し是正を促すことができるような会であればよいと考えます。

家族は、当事者が自立的、自発的な生活を維持することを目標とし、共に探りながら、第2の患者としての視点・見方で、運動を重ね、正確に発信していくことが求められてはいないでしょうか。

現在のわが国では障害のある方々の生活維持には、家族介護が大前提となっており、公的支援は、家族介護の不足部分に入るというのが現状です。昔日は、介護者である家族の個人活動は制限がかかり、家族による全面的な介護でした。自らが介護することが当然という、社会通念や世間体もあり、苦しい日常生活を過ごしてきていました。しかし、介護者といえども、自分自身を大事にしていかねばなりません。

介護者である家族は、介護者の権利章典を把握し、十分な人間的な生活を維持し、その上で介護者である家族としての生活、さらに、家族会の活動があることを念頭に置くことで、活発で継続的な家族会の活動を促していくものと確信します。


『介護者の権利章典』（1973年　米国病院協会発表）
・自分をいたわる権利。
・誰かの助けを求める権利
・私自身の生活を維持する権利。

・難しい気持ちを口に出して発散する権利。
・私に対して何かさせようとすることを拒否する権利。
・私が大切な人を、思いやり、愛情を込めて接し、許し、受け入れるように、私が行っていることに対しても、思いやり、愛情、許し、受容を受ける権利。
・自分が行っていることにプライドを持つ権利。
・個人としての自分を守る権利。

以上のような思いを持ち患者家族会の息の長い有意義な活動を継続していきたいと願っています。

おわりに

頭部外傷の後遺症について書かれた優れた一文がある。「受傷時から職場復帰までの一貫したリハビリテーション施設の拡充強化が強く望まれる。（中略）頭部外傷の正しい知識に関する一般者への啓蒙、特に医師、関係官庁や法律家等の有機的関連が重視されなければならない」。北海道大学精神神経科教授であった諏訪望（故人）が１９６６年に述べたこの考えはそのまま現在でも通用し、厚生労働省の高次脳機能障害に関する支援事業は50年の時を経てそれを実現して見せたということになる。

この事業が実際に役に立ったかどうかを問われれば著者は真っ先に高次脳機能障害者の就労・就学率の向上を挙げたい。もしこの支援事業を展開しなければ両者合わせて10%以下だったものが30%から40%になったことは十分な成果として挙げられるであろう。しかも全国の多くの地域でそれが実行できるようになったことも特筆される。数値による結果はこのように書きやすい。

それでは当事者が納得でき、満足のいく暮らしになったかどうか、それは本書で当事者が述べるようにさらに多くの課題を残しているのが本当のところである。何年経っても良くならないことも、バラバラになってしまった家族のことも、それがゆえに心に深い傷を遺したことも含めて家庭内でも社会との関係でも、ある人にとっては取り返しのつかないこととして、また別の人にとってはなぜこんな目に遭うのだろうといったことで多くの当事者に残っている。これをなぜと深く考えれば考えるほどに、後天性障害である高次脳機能障害を考えているはずが、実はこれらの課題が広く障害一般に関わることに根差していることに気付くだろう。その行きつく先として人間社会が内包する永遠の課題に突き当たるのも必然である。気持ちの上でも就労・就学率の向上だけでは済まないのである。

しかし半ば哲学的な思考あるいは思潮がそういった永遠の課題をそれとして放置することなくＷＨＯを始めとする国際的行政機関を動かし、いろいろな国際基準を作り出し、その結果本邦における障害者基本法その他の法令にも強い影響力を及ぼしたことを顧みれば、そこで実施された高次脳機能障害支援事業はそれらを具体的で目に見える様式にしたモデル的な取り組みになったといえる。回顧録の末尾としてこのように述べ、いずれ歴史家の検証を待つところである。

本書の刊行にあたっては新興医学出版社の林峰子さんに多大な協力を賜ったことをここに記すことで心からの謝意としたい。

資料1　高次脳機能障害支援モデル事業実施通知・厚生労働省資料

高次脳機能障害支援モデル事業について

104百万円

〔平成13.3.30　障発134　各都道府県知事・各指定都市市長宛
厚生労働省社会・援護局障害保健福祉部長通知〕

近年、交通事故等による外傷性脳損傷などにより、失語、記憶障害、判断・遂行障害、認知障害など後遺障害を呈するいわゆる高次脳機能障害のある方々は、その症状が外見からは分かりにくいなどの特徴もあり、その結果、標準的な評価基準や、社会復帰支援等のプログラムが確立されておらず、必ずしも的確なサービスが十分に提供されていない状況にある。

このため、今般、国立身体障害者リハビリテーションセンター（以下「国立リハセンター」という。）と七か所程度のモデル事業を実施する都道府県・指定都市（以下「都道府県」という。）が指定する地方拠点病院が連携して、高次脳機能障害に対する診断、治療、機能回復訓練の他、社会復帰支援や生活・介護支援を試行的に行い、症例を集積し、標準的な「評価基準」及び「支援プログラム」の確立を図ることを目的として、平成13年4月1日から「高次脳機能障害支援モデル事業」を実施することとし、その実施要綱を別紙1（国立リハセンター実施分）及び別紙2（都道府県実施分）により定めたので、御了知の上、関係機関に周知願いたい。

資料2　高次脳機能障害支援モデル事業実施要項及び地方拠点病院等連絡協議会運営要領

高次脳機能障害支援モデル事業実施要綱

（国立身体障害者リハビリテーションセンター実施分）

第1　目的

高次脳機能障害支援モデル事業（以下「モデル事業」という。）は、外傷性脳損傷などにより、記憶障害、判断・遂行障害、認知障害等の後遺症を呈するいわゆる高次脳機能障害について、国立身体障害者リハビリテーションセンター（以下「国立リハセンター」という。）が、国立リハセンター病院に入院又は通院している高次脳機能障害者に対してリハビリテーション等を実施するとともに、地方拠点病院等と連携して、症例を集積することにより、標準的な評価基準及び支援プログラムの確立を図ることを目的とする。

第2　実施主体

本モデル事業の実施主体は、国立リハセンターとする。

第3　事業の内容

1　国立リハセンター病院患者に対するリハビリテーションの実施

（1）障害評価の実施

国立リハセンターにおいて高次脳機能障害に携わる専門職チーム及び非常勤のリハ関連職種により、障害の評価を実施するものとする。

（2）機能回復訓練の実施

JCOPY 88002-924

運動機能の機能回復訓練と併せて、作業療法士、理学療法士等により、記憶障害、判断・遂行障害、認知障害等の高次脳機能障害についての機能回復訓練を実施するものとする。

（3）社会適応訓練の実施

生活指導員、運動療法士等により、社会生活技能を習得するための社会適応訓練を実施するものとする。

（4）職能訓練の実施

作業療法士、職能指導員等により、就労の準備としての作業習慣、基礎技術等を習得するための職能訓練を実施するものとする。

（5）社会復帰支援のための訪問指導（通院患者を対象）

医療従事者、生活指導員及び職能指導員により、通院患者の企業、学校、福祉施設、家庭等の中での生活・活動状況を把握するための訪問指導を実施するものとする。

2　地方拠点病院等連絡協議会の設置

（1）内　容

国立リハセンター、地方拠点病院等における症例についての障害の評価や社会復帰支援等の実践結果を踏まえ、標準的な評価基準及び支援プログラムを確立するものとする。

（2）構成員

ア　国立リハセンター（研究所感覚機能系障害研究部長等）

イ　地方拠点病院（連絡調整員、専門医師等）

ウ　その他、国立リハセンター総長が必要と認めた者

第４　秘密の保持

本モデル事業に携わる者（当該業務から離れた者も含む。）は、事業により知り得た対象者等の秘密を漏らしてはならない。

第５　留意事項

本モデル事業に係る都道府県実施分については、別途実施要綱を定め実施するものとする。

高次脳機能障害支援モデル事業実施要綱（都道府県実施分）

第１　目　的

高次脳機能障害支援モデル事業（以下「モデル事業」という。）は、外傷性脳損傷などにより、記憶障害、判断・遂行障害、認知障害等の後遺症を呈するいわゆる高次脳機能障害について、都道府県が指定する地方拠点病院が関係機関と連携して、高次脳機能障害に対する機能回復訓練の他、社会復帰支援や生活・介護支援を試行的に行い、国立身体障害者リハビリテーションセンター（以下「国立リハセンター」という。）とともに、症例を集積することにより、標準的なＡ評価基準及び支援プログラムの確立を図ることを目的とする。

第２　実施主体等

本モデル事業の実施主体は、都道府県（指定都市を含む。以下同じ。）とし、管内において中心的に高次脳機能障害のリハビリテーションを実施している病院を、本モデル事業における「地方拠点病院」に指定するものとする。

第3　事業の内容

1　地方拠点病院について

地方拠点病院は、関係する医療機関、障害者施設や家庭等と連携し、高次脳機能障害者の機能回復訓練の他、社会復帰支援や生活・介護支援のためのプログラムを試行的に実践する。

そのため、作業療法士、理学療法士、精神保健福祉士等を障害者施設や高次脳機能障害者を抱える家庭等に派遣するものとする。

2　高次脳機能障害連絡調整委員会について

都道府県、地方拠点病院、その他の医療機関、障害者施設の関係者、学識経験者等で構成される「高次脳機能障害連絡調整委員会」（以下「調整委員会」という。）を地方拠点病院などに設置する。

調整委員会は、地方拠点病院における機能回復訓練や社会復帰支援等の試行的実践が円滑かつ効果的に実施できるよう関係機関との連携を図るとともに、関係する医療機関や障害者施設等の長から症例の検討依頼を受けたものにつき、その対応についての検討を行い、問題解決のための取組方針を策定するものとする。

3　連絡調整員について

調整委員会の設置に併せて、地方拠点病院に専任の連絡調整員を1名配置する。

連絡調整員は、調整委員会が円滑に運営されるよう配慮するとともに、①国立リハセンターが設置する地方拠点病院等連絡協議会への参加、②関係する医療機関、障害者施設、家庭等との連絡調整、③その他、事業を円滑に実施するための諸業務を行い、本事業の効果的推進に努めるものとする。

4　点検評価

調整委員会に検討を依頼された症例で、支援の決定が行われたものについては、その支援の決定から、支援プログラムの実施、その結果に至るまでの状況、経過、問題点等を調整委員会で点検評価を行う。

5　地方拠点病院等連絡協議会への協力

地方拠点病院は、国立リハセンターが設置する「地方拠点病院等連絡協議会」に担当職員を参加させることにより、高次脳機能障害者の症例についての社会復帰支援等のプログラムの実践結果や評価結果を提供し、標準的な評価基準及び支援プログラムの確立に協力する。

第4　秘密の保持

本モデル事業に携わる者（当該業務から離れた者も含む。）は、事業により知り得た対象者等の秘密を漏らしてはならない。

第5　留意事項

本モデル事業に係る国立リハセンター実施分については、別途実施要綱を定め実施するものとする。

第6　国の助成

1　国は、都道府県が本モデル事業のために支出した費用を、別に定めるところにより補助するものとする。

2　都道府県知事（指定都市市長を含む。）は、国の補助を受けようとするときは、別に定めるところにより、予め厚生労働省に協議しなければならない。

地方拠点病院等連絡協議会運営要領

第1　目的

この要領は、高次脳機能障害に対する標準的な評価基準及び社会復帰・生活・介護支援プログラムの確立を図るため、高次脳機能障害支援モデル事業実施要領第3の2の規定に基づき設置される地方拠点病院等連絡協議会（以下「協議会」という。）の運営に必要な事項を定め、審議の円滑な実施を図ることを目的とする。

第2　構成員

協議会は、国立身体障害者リハビリテーションセンター（以下「国立リハセンター」という。）総長が、次に掲げる者のうちから委嘱した者（以下「委員」という。）をもって構成するものとする。

一　国立リハセンター職員で総長が必要と認めた者

二　地方拠点病院等に所属する調整員・医師等

三　学識経験のある者

四　厚生労働省社会・援護局障害保健福祉部職員

第3　協議会の責任者

1　協議会の責任者は委員長とし、委員の互選によりこれを選任するものとする。

2　委員長は、会務を総理するものとする。

第4　任　期

協議会の委員の任期は2年とする。ただし、補欠の委員の任期は、前任者の残任期間とする。

第5　作業班の設置

1　協議会に、評価基準作業班、訓練プログラム作業班、社会復帰・生活・介護支援プログラム作業班及び合同作業班のほか、必要に応じ班を設置することができるものとする。

2　班には責任者として正副の班長を置くものとし、委員長がこれを指名するものとする。

3　班長は、班務を掌理するものとする。

第6　作業班の構成及び所掌事務

1　評価基準作業班

医師、医療専門職（臨床心理士、PT、OT等）、福祉専門職（PSW、MSW等）等により構成し、病院において医学的リハを受ける段階の当該障害者を対象として、標準的かつ適切な医学的評価、障害分類を作成するために必要な情報の交換、意見の調整並びに審議を行うものとする。

2　訓練プログラム作業班

医師、医療専門職（臨床心理士、PT、OT等）、福祉専門職（PSW、MSW等）等により構成し、病院において医学的リハを受ける段階の当該障害者を対象として、介入とその帰結に関する個別検討を通じて、標準的かつ適切な訓練プログラムを開発するために必要な情報の交換、意見の調整並びに審議を行うものとする。

3　社会復帰・生活・介護支援プログラム作業班

医師、医療専門職（臨床心理士、OT等）、福祉専門職（PSW、MSW、生活指導員、職業指導員等）等により構成し、家庭又は社会復帰後の当該障害者の事例収集を通じて、標準的かつ適切な社会復帰・生活・介護支援プログラム訓練プログラムを作成するために必要な情報の交換、意見の調整並びに審議を行うも

JCOPY 88002-924

のとする。

4　合同作業班

各作業班の班長及び副班長等により構成し、上記各班が扱う事項のうち、複数の班の所掌に関わる事項について、情報の交換、意見の調整並びに審議を行うものとする。

第7　守秘義務

1　協議会及び班の構成員は正当な理由がなく本業務上知り得た秘密を漏らしてはならないものとする。

2　前項の定めは当該業務を離れた後においても適用するものとする。

第8　会議の非公開等

1　協議会及び班の会議は、必要に応じ随時開催できるものとする。当該会議は原則非公開とするものとする。

2　ただし、委員長が認めた場合はこの限りでない。

第9　庶　務

協議会及び班の庶務は、管理部医事管理課において処理するものとする。

第10　その他

1　この要領に定めるもののほか、協議会の運営に必要な申し合わせ事項等は、別に定めるものとする。

2　この要領は、平成13年6月21日から施行するものとする。

資料3　地方拠点病院等一覧（平成15年度）

北海道・札幌市	北海道大学医学部附属病院
宮城県	東北厚生年金病院
埼玉県	埼玉県総合リハビリテーションセンター
千葉県	千葉県千葉リハビリテーションセンター
神奈川県	神奈川県総合リハビリテーションセンター
岐阜県	木沢記念病院
三重県	藤田保健衛生大学七栗サナトリウム
	松坂中央総合病院
大阪府	大阪府立身体障害者福祉センター
岡山県	川崎医科大学医学部附属病院
広島県	広島県立身体障害者リハビリテーションセンター
福岡県・福岡市・北九州市	久留米大学医学部附属病院
名古屋市	名古屋市総合リハビリテーションセンター
国	国立身体障害者リハビリテーションセンター

資料4　地方拠点病院等連絡協議会作業班班員名簿（平成15年度）

	評価基準	訓練プログラム	社会復帰・生活・介護支援プログラム
国リハ	中島八十一（医師） 森田稲子（OT）	岩谷　力（医師） 三輪隆子（医師）	佐藤徳太郎（医師） 山内保孝（CW）
北海道	堀　享一（PT）	生駒一憲（医師）	佐藤美智（MSW）
宮城県	深津玲子（医師）	細川恵子（ST	平野幹雄（研究員）
埼玉県	越野　修 （臨床心理士）	先﨑　章（医師）	本山悦子（OT）
千葉県	山崎正子（医師）	太田令子 （心理発達治療士）	小滝みや子 （MSW）
神奈川県	大橋正洋（医師）	橋本圭司（医師）	生方克之（MSW）
岐阜県	中島利彦（医師）	槇林　優（PT）	山田實紘（医師）
三重県	園田　茂（医師）	太田喜久夫（医師）	白山靖彦（MSW）
大阪府	勝山真介（医師）	池埜弥生（OT）	足立達也（CW）
岡山県	種村　純（ST）	平岡　崇（医師）	椿原彰夫（医師）
広島県	丸石　正治（医師）	川原　薫（OT）	倉西大助（事務官）
福岡県	重森　稔（医師）	蜂須賀研二（医師）	永吉美砂子（医師）
名古屋市	蒲澤秀洋（医師）	阿部順子 （臨床心理士）	長谷川真也（SW）
学識経験者	加藤元一郎（医師） 宮永和夫（医師）	長岡正範（医師） 田谷勝夫（研究員）	樋田精一（医師） 寺島　彰（教授）

※班長は〇〇〇〇〇〇、副班長は〇〇〇〇〇〇で記した者。また、合同作業班員の構成はこの正副班長に加え、泉　陽子委員（厚生労働省）、阿部順子委員（名古屋市）を含む。

資料5　「高次脳機能障害支援モデル事業中間報告書」に対する脳神経外科学会としての意見書

◆全般的な意見

今回の中間報告書に盛り込まれている「高次脳機能障害診断基準（案）」、「標準的高次脳機能障害標準的訓練プログラム（案）」、「支援ニーズ判定表（案）」はいずれも現時点では妥当なもので、社会的弱者となっている高次脳機能障害者に対して、援助の手をさしのべるものとして評価できる。また頭部外傷のみならず、脳血管障害など疾病による高次脳機能障害も支援の対象としたことは評価できる。ただ、「診断基準案」、「標準的プログラム案」については、脳神経外科診療の現場で困難を感じる場面に遭遇することも予想される。以下にそのような意見を列記する。これらの部分については、今後の改訂の段階で考慮されるべきと考える。

◆「高次脳機能障害診断基準（案）」に対する意見

診断基準案の「Ⅱ検査所見」では画像所見を必須とすると読みとれる記載がある。しかしＣＴやＭＲＩ上所見がない症例が８％（中間報告書 p14）存在する。さらに高次脳機能障害を説明する画像所見が無い症例も14％（中間報告書 p11）存在する。これら画像所見陰性例をどう取り扱うかは極めて重要な問題である。明らかに高次脳機能障害が存在するのに、画像所見が無いため正確に診断されていない多くの患者が現に存在することや、裁判等でも画像所見の無いことが争点になることも多く、画像所見が必須であると読みとれる記載は患者救済の観点からみれば片手落ちとなる。他の要件（診断項目）は全て満たすが画像所見のみが無い症例については、専門家による神経心理学的検査を施行して、明らかな認知機能障害があれば「高次脳機能障害あり」として取り扱うべきである。

なお画像診断は日進月歩であり、このことを考慮した柔軟な診断基準策定が望ましい。従来のCTやMRI（T1、T2、FLAIRなど）による画像検査では全く異常がなくても、例えばT2＊MRIによる微小出血痕の描出によりびまん性脳損傷の有無が慢性期において証明されるし、PETにより脳酸素代謝、ベンゾジアゼピン受容体分布、脳血流量分布などの異常を画像化することも可能である。これらの検査は高次脳機能障害の有無を客観的に表示するのみでなく、その重症度との相関も表示できることが明らかになりつつある。さらにテンソル画像を応用した神経伝導路描出法やfunctional MRIを用いた機能中枢の画像化により、高次脳機能障害を客観的画像として描出できる可能性もでている。これらの検査法は将来多くの施設で可能となるであろうが、現時点ではどこでも行えるというわけではないので、今回の診断基準にこれら特殊な画像検査法を加えることは妥当ではないと判断されたことは納得できる。

◆「高次脳機能障害標準的訓練プログラム（案）」に対する意見

「医学的リハビリテーションプログラム」、「生活訓練プログラム」、「職能訓練プログラム」の3本柱からなるが、一番目の「医学的リハビリテーションプログラム」が分かりにくい表現となっている。すなわち内容的には「高次脳機能障害に対する専門的認知訓練プログラム」が中心であり、そう明示した方がよいのではないか。実際の訓練プログラム内容については問題ないと思われる。

なおこれらの訓練プログラムを行うには多くの時間と手間がかかり、結果として多くの人手とコストを要している．しかし現況では、これら認知訓練に対する診療報酬や公的補助が十分ではなく、個々の病院（施設）の自己負担で行なわれていることが極めて問題である。特に臨床心理士、言語聴覚士、作業療法士、理学療法士などによる認知訓練の診療報酬が認められていないか不十分であることは実情にそぐわない。ぜひ診療報酬の改訂や公的補助の実現が望まれる。

◆「支援ニーズ判定表案」について

非常によくできており、高次脳機能障害者支援プランを立てる上で有益なものと考える。問題点は無いと考える。

◆高次脳機能障害支援モデル事業に対する脳神経外科学会からの提言

現在、脳外傷患者の取扱い上、現場で最も困っていて、かつ患者（当事者）に不利益となっていることの1つは、急性期病院から慢性期のリハビリテーション専門施設への患者のスムーズな移動が行なわれていないことである。実際、重症頭部外傷患者が医学的に落ち着くまで、すなわち点滴や手術、処置などによる治療が完了するまでには1～2ヶ月、ときには3ヶ月以上かかることもしばしばあるが、急性期病院ではそのような長期の入院加療は困難である。また慢性期に専門的リハビリテーションを受け持つ施設では、急性期で脳神経外科的治療の必要な時期に認知リハビリテーションを行うことが困難である。このような理由で引き継ぎがうまくいかず、高次脳機能障害の評価や適切なリハビリテーションへのレールから外れてしまう患者が、依然多数存在すると思われる。この点については急性期治療を扱う脳神経外科医が責任を持って適切な評価・リハビリテーションプログラムへ患者を転送すべきであるが、現実には当事者だけでなく医療側にも十分な知識が無いために、高次脳機能障害の存在すら気付かれずに放置されてしまう可能性がある。

これらの点を克服し、すべての患者に対し平等かつ治療上での欠落の無い方法として脳外傷患者の登録制度を提言し、急性期に携わる脳神経外科として積極的に協力していきたい。具体的には急性期病院に搬入された時点で意識障害（脳振盪を含む）を伴う脳外傷患者はすべて登録される。登録業務は病院が責任を持って行ない、登録先は地域の行政機関や保健所または専門の機関とする。登録された患者には一定期間後の慢性期に追跡調査がおこなわれ、高次脳機能障害の疑われる場合は専門施設での評価を受けさせるという制度である。この登録制度については是非とも実現できるよう関係各所への協力を要請するものである。

なお急性期を扱う脳神経外科医ならびに脳神経外科学会としては、今後ともできる高次脳機能障害などの後遺症を軽減させるような治療法の開発に全力で努力していきたいと考えている。

２００４年10月14日

作成者　名古屋市立大学　脳神経外科　山田和雄
久留米大学　脳神経外科　重森　稔

資料6　支援普及事業

・高次脳機能障害及びその関連障害に関する支援普及事業実施要綱（都道府県実施分）
・高次脳機能障害及びその関連障害に対する支援普及事業実施要綱（国リハ実施分）
・高次脳機能障害支援普及全国連絡協議会運営要領
・支援コーディネーター全国会議運営要領
　以上4件については国立障害者リハビリテーションセンター高次脳機能障害情報・支援センターHPから閲覧可能
・平成18年度高次脳機能障害支援普及事業全国連絡協議会

委員構成

委員長　　　江藤文夫（国）

委員　高城　亮（国)、山之内芳雄（国)、山本裕之（国）難波　弘（国)、小河芳弘（国)、玉川　淳（国)、中島八十一（国)、深津玲子（国)、河野豊（国)、生駒一憲（北海道)、森　悦朗（東北)、上小鶴正弘（関東)、入谷清美（東京)、山田和雄（東海)、野村忠雄（北陸)、永廣信治（四国)、丸石正治（中国)、蜂須賀研二（九州・沖縄)、太田令子（千葉)、種村　純（岡山）

資料7　厚生労働科学研究費補助金こころの健康科学研究事業名簿

高次脳機能障害者に対する地域支援ネットワークの構築に関する研究
（H18－こころ－一般－008）（平成18-20年度）平成26年度まで継続

主任研究者

中島八十一（国リハ）

深津玲子　（国リハ）

寺島　彰　（浦和大学）

生駒一憲　（北海道大学）

森　悦朗　（東北大学）

上小鶴正弘（埼玉県総合リハセンター）

中村憲司　（東京都心身障害者福祉センター）

山田和雄　（名古屋市立大学）

都築暢之　（富山県高志リハビリテーション病院）中途から野村忠雄

鈴木恒彦　（大阪府障害者医療リハビリテーションセンター）

永廣信治　（徳島大学）

丸石正治　（広島県立身体障害者リハセンター）

蜂須賀研二（産業医科大学）

太田令子　（千葉県千葉リハビリテーションセンター）

篠田　淳　（木沢記念病院）

太田喜久夫（松阪中央総合病院）

資料8　全国連絡協議会から社会保険庁に提出された要望書

平成21年8月8日

社会保険庁長官殿

要　望　書

「障害年金申請用診断書作成医師の資格要件緩和について」

器質的脳損傷に基づく高次脳機能障害は器質性精神障害に分類されます。現今、これを理由として障害年金を申請する際に必要とされる診断書作成医師の資格要件は全国で統一されておらず、精神科の医師に限るとする都道府県と、精神障害者保健福祉手帳申請に係る通知（平成7年9月12日の医療局長通知：健医発1132）と同様に精神科医でなくとも主治医であれば記載することができるとする自治体とに分かれています。

高次脳機能障害は脳血管障害に代表される疾病あるいは外傷により生じることから、一般には急性期を脳神経外科、神経内科で受診し、慢性期に至ってリハビリテーション科を受診することに代表されるように、必ずしも精神科を受診しない患者も多数います。そこで精神科の受診歴がない患者にとっては、障害年金申請に必要な診断書をあらためて精神科を受診して作成依頼する不都合と、自治体によっては精神障害者保健福祉手帳申請は精神科の医師でなくても診断書作成が可能で障害年金は不可といったねじれが齟齬を来たし易い状況を生んできました。

このような不都合の解消により、行政サービスを受け易くすることを現場で働く専門職のみならず、障害者団体も強く要望して参りました。そこで、高次脳機能障害支援普及事業全国連絡協議会役員並びに学術委員として参画してきました者が代表して、標題のごとく、器質的脳損傷に基づく高次脳機能障害の患者で精神科以外の医師が主治医である場合も障害年金申請用診断書が作成可能になるようお願い申し上げます。

これにより高次脳機能障害を有する者の社会保障への道は格段に容易になると思慮するところであり、格別の御高配を賜れますよう、重ねてお願い申し上げます。

高次脳機能障害支援普及事業全国連絡協議会
委員長　江藤文夫
委員　高城　亮、山之内芳雄、山本裕之
難波　弘、小河芳弘、玉川　淳、中島八十一、
深津玲子、河野　豊、生駒一憲、森　悦朗、
上小鶴正弘、入谷清美、山田和雄、野村忠雄、
永廣信治、丸石正治、蜂須賀研二、太田令子、種村　純

資料9　厚生労働科学研究費補助金（障害者政策総合研究事業）高次脳機能障害者の社会的行動障害による社会参加困難への対応に関する研究

研究代表者　28-30年度

中島八十一（国リハ）

研究分担者

深津玲子（国リハ）

今橋久美子（国リハ）

野田龍也（奈良県立医大学）

上田敬太（京都大学）

武澤信夫（京都府立医科大学）

島田司巳（滋賀県立障害者総合診療所）

辻野精一（大阪急性期総合医療センター）

研究協力者

小西川梨紗（滋賀県高次脳機能障害支援センター）

川上寿一（滋賀県立成人病センター）

森本茂（西大和リハビリテーション病院）

河地睦美（奈良県高次脳機能障害支援センター）

納谷敦夫（なやクリニック）

梅原一輝（京都府リハビリテーション支援センター）

小泉英貴（京都府立心身障害者福祉センター）

参考文献

1. Carroll LJ, Cassidy JD, Holm L, et al.：Methodological issues and research recommendations for mild traumatic brain injury：the WHO Collaborating Centre Task Force on Mild Traumatic Brain Injury. J Rehabil Med, 43 Suppl：113-125, 2004

2. Holm L, Cassidy JD, Carroll LJ, et al.：Summary of the WHO Collaborating Centre for Neurotrauma Task Force on Mild Traumatic Brain Injury. J Rehabil Med, 37：137-141, 2005

3. 今橋久美子：高次脳機能障害を持ち認知リハビリテーションを受けた患者の社会的帰結調査．厚生労働省科学研究費補助金、高次脳機能障害者に対する地域生活支援の推進に関する研究．平成23年度総括・分担研究報告書、2012

4. 今橋久美子：高次脳機能障害者支援システム．Cognition and Dementia, 11（1）：47-53, 2012

5. 今橋久美子：高次脳機能障害と社会制度．Monthly Book Medical Rehabilitation, 220：1-7, 2018

6. 宇沢弘文：自動車の社会的費用．岩波書店、東京、1974

7. 太田令子：わかってくれるかな、子どもの高次脳機能障害―発達からみた支援―．クリエイツかもがわ、京都，2014

8. 栗原まな：小児の高次脳機能障害．診断と治療社、東京、2008

9. 厚生労働省社会・援護局障害保健福祉部、国立障害者リハビリテーションセンター：高次脳機能障害者支援の手引き（改訂第2版）、国立障害者リハビリテーションセンター、所沢、2008（高次脳機能障害情報・支援センターHPから閲覧可能）

10. 国立身体障害者リハビリテーションセンター：高次脳機能障害支援モデル事業報告書―平成13年～平成15年度のまとめ―、2004年3月

11. 白山靖彦：高次脳機能障害者に対する医療・福祉連携モデルに関する研究．風間書房、東京、2010

12. 佐藤徳太郎、中島八十一、長岡正範：高次脳機能障害支援モデル事業におけるデータベースとその解析．リハビリテーション医学、40（9）：570-575、2003

13. 杉野昭博：障害学―理論形成と射程―．東京大学出版会、東京、2007

14. 諏訪　望、飯塚礼二、森田昭之助：頭部外傷後遺

症．日本精神医学全書，第4巻各論（Ⅱ）（秋元波留夫ほか編）．金原出版，東京，pp360-378，1966
15．先崎　章編：高次脳機能障害　精神医学・心理学的対応ポケットマニュアル．医歯薬出版，東京，2009
16．立神粧子著，Ben-Yishay Y，大橋正洋監：前頭葉機能不全　その先の戦略―Rusk通院プログラムと神経心理ピラミッド―．医学書院，東京，2010
17．東京都高次脳機能障害者実態調査検討委員会編：高次脳機能障害者実態調査報告書．2008年3月
18．中島八十一：高次脳機能障害の現状と診断基準．高次脳機能障害ハンドブック―診断・評価から自立支援まで―（中島八十一，寺島　彰編）．医学書院，東京，pp1-20，2006
19．中島八十一，今橋久美子：福祉職・介護職のためのわかりやすい高次脳機能障害―原因・症状から生活支援まで―．中央法規出版，pp1-67，237-245，2016
20．中村隆一監訳，天草万里ほか訳，Prigatano GP著：神経心理学的リハビリテーションの原理．医歯薬出版，東京，2002
21．名古屋市総合リハビリテーションセンター編著，阿部順子，蒲澤秀洋監：50シーンイラストでわかる高次脳機能障害「解体新書」．メディカ出版，大阪，2011
22．蜂須賀研二，加藤徳明，岩永　勝ほか：日本の高次脳機能障害者の発症数．高次脳機能研究，31（2）：143-150，2011
23．本田　晃：高次脳機能障害の要件と損害評価．民事交通事故訴訟　損害賠償額算定基準下巻（講演録編）（日弁連交通事故相談センター本部編）．東京日弁連交通事故相談センター東京支部，東京，pp67-92，2005
24．益澤秀明：交通事故で多発する"脳外傷による高次脳機能障害"とは―見過ごしてはならない脳画像所見と臨床症状のすべて―．新興医学出版社，東京，2006
25．吉本智信：高次脳機能障害と損害賠償（精神医学と賠償シリーズ②）．海文堂出版，東京，2004
26．渡邉　修，山口武兼，橋本圭司ほか：東京都における高次脳機能障害者総数の推計．The Japanese Journal of Rehabilitation Medicine, 46（2）：118-125, 2009

著者略歴

中島　八十一（なかじま　やそいち）

1951年愛知県豊橋市生まれ

日本医療研究開発機構障害者対策総合研究開発事業PS
厚生労働省疾病・障害認定審査会身体障害認定分科会会長
長野保健医療大学副学長

1970年　愛知県立時習館高等学校卒業
1976年　順天堂大学医学部卒業
1987年　順天堂大学医学部神経学講座講師
1997年　国立身体障害者リハビリテーションセンター研究所感覚機能系障害研究部部長
1998年　東京大学大学院教育学研究科教授、
2006年　国立障害者リハビリテーションセンター学院長
2017年より現職

© 2023　　第1版発行　2023年4月20日

高次脳機能障害の勃興と将来展望

（定価はカバーに表示してあります）

検印省略

著者　中島八十一
発行者　林　峰子
発行所　株式会社　新興医学出版社
〒113-0033　東京都文京区本郷6丁目26番8号
電話　03 (3816) 2853　　FAX　03 (3816) 2895

印刷　株式会社　藤美社　　ISBN　978-4-88002-899-6　　郵便振替　00120-8-191625